STUDIES OF WOMEN'S MENTAL HEALTH

女性の
メンタルヘルス
の地平

新たな支援システムと
ジェンダー心理学

河野貴代美
【編著】

＜ジェンダー＞と女性の＜病＞が交差するトポスで
いま、何がおこっているのか？
理論と実践
大学と現場
個人と社会はどう関わるかを
真摯に問いかける気鋭の論集
行政・NPO・研究に携わる9人の報告

コモンズ

目　次

序　章
女性のメンタルヘルス研究のなりたち

第1節　本研究を始めるにあたって……………………………………12

　1．あるエピソード　12
　2．精神的困窮（メンタル・サファリング）への理解と受容　13
　3．フェミニズムと女性のメンタルヘルス　13
　4．メンタルヘルスの定義　15

第2節　本研究の目的……………………………………………………18

　1．研究の意図および研究領域の設定　18
　2．なぜ女性を研究の対象とするか　20

第3節　研究の目標と進め方……………………………………………22

　1．本報告の目標　22
　2．本研究の方法　22
　3．先行研究　23
　4．研究員　23

第1章
女性のメンタルヘルスとフェミニストカウンセリング

　はじめに　26

第1節　女性という存在とメンタルヘルスの歴史………………………28

1．「魔女狩り」と女性の狂気 28
　(1)　魔女狩りの意味 28
　(2)　ヒステリーという文化と女性というジェンダー 29
2．「女」という存在 30
　(1)　実存主義者の女性論 30
　(2)　ポスト・モダンの言説 31
3．フェミニズム前夜 32
　(1)　フロイトの女弟子たち 32
　　①　M・クラインの活動 33
　　②　K・ホーナイの活動 33
4．フェミニズム以降 34
　(1)　フェミニズムの勃興 34
　　①　「名前のない問題」 34
　(2)　女性たちの手になるグループ活動の発足とその意義 35
　　①　CRグループ活動 35
　　②　ATグループ活動 36
　(3)　フィリス・チェスラーの『女性と狂気』の出版 37
　(4)　米国におけるフェミニスト心理学者・臨床家の活躍 38

第2節　日本における女性のための相談業務の沿革と意義……………40
　　　　——フェミニストカウンセリング導入以前の女性関連施設における相談事業

1．女性関連施設における相談事業 40
　(1)　前史—明治・大正・昭和初期の女性保護運動 40
　(2)　地域の女性団体活動の拠点としての女性会館と相談事業 41
　(3)　婦人教育施設としての婦人会館における相談事業 42
　(4)　「婦人教育施設における婦人教育相談事業のあり方」研究事業 43
2．婦人相談所 45
　(1)　売春防止法と婦人保護事業 45
　(2)　婦人相談所における相談の状況 46

（3）　婦人相談員　47
　3．女性関連施設における相談事業の意義と問題点　48

第3節　フェミニストカウンセリングの導入と「女性センター」における相談事業の変遷……………50

　1．「国連女性の10年」と「女性センター」の誕生　50
　2　女性の学習活動の広がりとフェミニズムの視点の根づき　51
　3．女性相談におけるフェミニズムの視点　52
　4．女性センターでの相談事業に対するフェミニストカウンセリングの影響　53
　5．女性センター・女性相談の多様性と問題点　55
　6．北京会議以降の社会変化と女性センター　59
　7．これからの女性センター相談事業とその課題　60
　　（1）　フェミニストカウンセリングとして専門化する必要性　60
　　（2）　ＮＰＯ法人やアカデミズムとの協働の推進　61
　　（3）　新しい女性相談ニーズへの対応　61
　8．最後に　61

第4節　フェミニストカウンセリングの誕生と活動………………64

　1．女性解放運動（ウィメンズリブ）と時代背景　64
　2．日本における初めての民間フェミニストカウンセリング・ルーム　65
　3．フェミニストカウンセリングがめざすもの　66
　4．「職業」としての位置付け　67
　5．自治体との連携による発展　69
　6．女性センターにおいて相談業務を開始　70
　7．フェミニストカウンセラーの養成　71
　8．「女性相談業務」の拡張とカウンセラーの「資格化」　72
　9．民間フェミニストカウンセリング・ルームの課題　73

第2章
女性のための相談業務のいま

はじめに　76

第1節　調査の方法 …………………………………………………78

　(1)　アンケート調査　78
　(2)　聞き取り調査　78

第2節　相談員のプロフィールと専門性 ……………………………80

　(1)　相談員のプロフィール　80
　(2)　相談員の専門性　82
　　①　行政機関から相談員への期待　82
　　②　相談員の専門性　84
　(3)　相談員や相談業務から得た知見の反映　85

第3節　電話相談 ……………………………………………………88

　(1)　電話相談実施の状況　88
　(2)　匿名性と電話相談依存の問題　89
　(3)　電話相談と面接相談の連動性　91

第4節　相談内容の分類について …………………………………94

　(1)　主訴・相談ニーズの分類の有無について　95
　(2)　分類表の作成者と分類の特徴　96

第5節　相談者および相談内容の変化について ………………… 105
　　　　――10年以上の相談員歴をもつ相談員の見解

　(1)　相談者の属性や相談内容に関する変化　105
　　①　相談者の属性や様子の変化について　106

② 相談内容の変化について　107
　　　③ 相談員から見た相談者の態度や印象について　108
　(2) 変化への対応について　109
　(3) 最後に──女性の抱える問題と相談機関の役割　110

第6節　大学や研究機関と女性相談施設・機関との協働 …………… 112
　(1) 大学や研究機関と女性相談施設・機関の協働に関する認識　112
　(2) 大学・研究機関は女性相談を行っている施設に対して何ができるのか　113
　　　① 相談員に対する直接的サービス　113
　　　② 相談員に対する間接的サービス　115
　　　③ 相談者に対する直接的サービス　115
　　　④ 相談者に対する間接的サービス　116
　　　⑤ 相談者以外に対する直接的サービス　116
　　　⑥ 相談者以外に対する間接的サービス　117
　　　⑦ 施設・機関に対する直接的サービス　118
　　　⑧ 施設・機関に対する間接的サービス　118
　(3) 女性相談施設・機関が大学・研究機関に対して貢献できること　119
　(4) まとめ　121
　(5) 米国の実践例　121

第3章
未来への提言

はじめに　126

第1節　非医療機関における援助についての提言 ……………………… 128
　1．訴えの脱病理化とは何か　128
　(1) 非医療領域における脱病理化の意味について　128
　　　① 「異常」vs「正常」という二分法　128
　　　② 非医療領域における二分法からの離脱　129

2．相談員にとって、どのようなスタンスが考えられるか　130
　(1) ストレス理論　130
　　① ストレス理論の応用　130
　　② ストレス・モデル理論　132
3．エンパワーメント・モデルの構築—システムと関係性　132
　(1) エンパワーメント・モデルの使用とそのパラダイムの転換　132
　　① 回復モデルとしてのエンパワーメント　132
　　② エンパワーメントの定義　133
　(2) エンパワーメント・モデルの歴史とその理論　134
　　① ソーシャルワーカーの実践から　134
　　② 概念構成の例　134
3．社会支援の機能とその概念化について　135
　(1) 社会支援と本研究領域における関連　135
　　① 地域社会での自助グループのようなグループ援助　135
　　② 社会支援の背景　136
　(2) 社会支援の概念とその実践理論　137
　　① 社会支援とストレス理論の関係　137
　　② メンタルヘルスと予防的思考　138

第2節　地域の社会資源としての女性センター…………………………140

1．相談事業の困難とシステムの必要性　140
　(1) フェミニストカウンセリングと女性センター相談事業　140
　(2) 女性センター相談事業の困難　141
　　① 根拠法のないあやうさ　141
　　② 定型のない業務の範囲や内容　142
　　③ 相談現場と方針決定との乖離　143
　(3) システムとしての相談事業　144
　　① 相談システム構築の必要性　144
　　② 不可欠なソーシャルワーク的サポート　145
　　③ 女性センターの相談システム　145
2．女性センター相談事業を支えるシステム　147

(1)　個々の相談対応を支えるシステム　147
　(2)　総合施設としての女性センター　148
　(3)　地域の社会資源との連携　151
3．地域の社会資源としての女性センター　152
　(1)　拠点施設としての女性センター　152
　(2)　非医療機関としての女性のメンタルヘルス支援　153
　(3)　社会資源としての自助グループへの支援　154
　　①　自助グループとは　154
　　②　自助グループの有効性　155
　　③　女性センター相談事業における自助グループ支援　156
4．社会システムの変更を迫る主体としての相談員　157
　(1)　相談者にとっての相談の意味　157
　(2)　相談分類の主体と当事者の自己定義　158
　(3)　行政施策評価のツールとしての相談分類　159
　(4)　代弁者ではなく主体としての相談員　160

第3節　カウンセリングの政治学 ……………………………… 162
　　　　——「新たな名づけえぬもの」の名づけに向けて

1．「女性のメンタルヘルス」の問題系　162
2．「転移」とカウンセリング　164
3．《他者》の欲望、「幻想」の権力　166
4．カウンセラーの「逆転移」　169
5．行動化としての「抵抗」　171
6．カウンセリングという公的資本　174

資料編

1．アンケート調査　180
　(1)　質問紙　181
　(2)　結　果　187

2．聞きとり調査　195
　(1)　女性センター　196
　(2)　女性相談所　215
　(3)　民間開業　219
　(4)　ＮＰＯ法人　227
3．女性のメンタルヘルス支援システムに関する文献資料　230
　(1)　女性センターなどの女性関連施設に関する文献　230
　(2)　女性相談や女性のメンタルヘルスに関する文献(日本語)　233
　(3)　女性相談や女性のメンタルヘルスに関する文献(英語)　235
　(4)　女性に関する学術雑誌(日本語)　238
　(5)　女性心理に関する学術雑誌(英語)　239

あとがき　240

装丁●笠井亞子

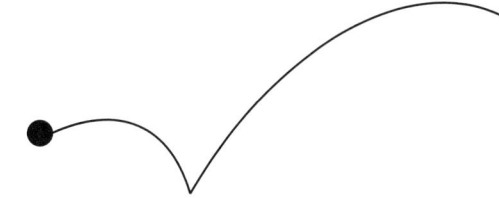

序章

女性のメンタルヘルス研究の
なりたち

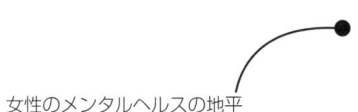

女性のメンタルヘルスの地平

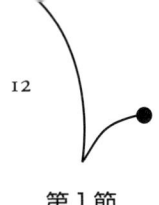

第1節

本研究を始めるにあたって

河野貴代美

1．あるエピソード

　本書は、お茶の水女子大学・ジェンダー研究センターにおける共同研究プロジェクト「女性のメンタルヘルスの支援システム・環境の見直しと構築の研究」（2003～2004年度）の成果をまとめたものである。

　本研究プロジェクトを始める動機の一つとなり、またその原型的イメージともなった、研究会代表としての筆者の個人的な体験を述べたい。

　1962年に大学を卒業して勤めた2番目の精神病院でのことだから、60年代の半ばである。それは長い歴史をもつ、病床約800床の病院であった。当時どの精神病院にもあったが、そこにも不穏な状態の患者を一時的に隔離して治療する保護室と呼ばれる個室があった。個室といっても部屋は外から施錠され、マットレスとくりぬかれたトイレがある以外、壁はほとんどコンクリートが打ちっぱなし程度、という状態である。

　その一室に年齢不詳の女性患者がいた。精神分裂病（当時の病名）の「末期荒廃」状態で、衣服は破れ、食事は手づかみ、起立・歩行は不能。時どき奇声や意味不明の言語を発し、いかなるコミュニケーションも成立しない。興奮状態の時以外は、まるで海老のように体をまるくし床に横たわっていたのである。

　この患者の病状が語っていることは、発病以来相当長期にわたって治療はおろか、外界から完全に遮断され、かつ身体的な拘束状態にあったということだ。わずか40年前のことである。患者が男性であれば処遇は違っただろうか。彼女の家族に何があったのだろうか。同性としての痛ましさが、何の援助もできない状況の認識とともに深く心を抉った。この体験はいまなお鮮明な記憶として筆者のなかに座を占め、その後のキャリア進捗の核心となって

きた。

2．精神的困窮（メンタル・サファリング）への理解と受容

　この40年間、果たして精神科医療は変化したのだろうか。既述したような個室はもうないかもしれないし、あのような患者を目にすることも稀少であろう。精神疾患に対する人びとの理解と受容は、「精神保健法」の度重なる改定や、地域社会での生活を援助する精神保健福祉士の国家資格化等とともに遅々ながら進歩し、同時に患者の人権にも注意がそそがれるようになった。治療方法は多様になり、スタッフも多彩になった（精神保健福祉士養成セミナー編集委員会、1998）。もちろん精神障害に対する偏見はいまだ根強く、社会資源は相も変わらず不充分であるのは言うまでもない。

　一方で人びとのメンタル・サファリング（精神的困窮状態）に対する関心を高めたのは、1996年の「阪神淡路大震災」であろう。地域社会や近隣の突然の物理的瓦解、身近な人びとの喪失が、ＰＴＳＤという用語の普及とともに、「遺伝」の有無や「生活歴」の悲惨さや「不品行」に関わりなく、人びとは容易に精神的破綻に晒される、という認識を広めた（中井、1996）。

　予期しない出来事に巻き込まれた「普通の」人びとの精神的苦渋をていねいにたどった、野田正彰の仕事『喪の途上にて』（1992）は、1985年の「日航機墜落事件」の遺族の苦悩を聞き書きしたものである。この秀抜な仕事は、専門家を含めて多くの人びとの注目を集めたが、狭義の精神科医療が考慮には入れなかった、突然の出来事に苦しむ人びととその人たちへの心のケアの必要性を顕在化させた。

3．フェミニズムと女性のメンタルヘルス

　以上のような一般的認識の変化に加えて、1970年代に世界を席巻したフェミニズムは、とくに女性のメンタルヘルスに対する無知や誤解の告発に大きな役割を果たした。私たちの研究もここに軸足を置くものである。

　フェミニズムの誕生が、雑誌記者であったベティ・フリーダンの「命名」

した女性の苦悩「The problem that has no name（名前のない問題）」（フリーダン、1963＝1965）という言葉から出発したのはよく知られた事実である。

その後フェミニズム運動のなかで造られた「Personal is Political（個人的なことは政治的）」という卓抜なスローガンは、「名前のない問題」に関連しつつ、さらに「個人的問題」と「政治システム」を繋げたのである。この命題「個人的なことは政治的なこと」はフェミニズムの行く道を照らすトーチとなった。

このテーゼが喝破したのは、個人的不平等や差別はいうに及ばず、精神的苦悩ですら、個人的な要因にではなく、政治・社会システムという要因に求められるということである。換言すれば、女性の心理的困窮や破綻は、社会システムの関与という視座から脱病理化されたのである。それでもなおカウンセリングを必要とする女性のために、この視座を処遇の核心にしたフェミニストカウンセリングが発展した（第1章4節小柳論文参照）。

さらに言えば、フェミニズムにおけるメンタルヘルスへの最大の貢献は、これまで歴史を通じて無視されてきた女性に対する暴力を、セクシュアル・ハラスメント（ＳＨ）、ドメスティック・バイオレンス（ＤＶ）、レイプ、近親姦等と（再）定義し、それらの心理的後遺症を顕在化させたことである。過去において、名づけられなかった事態は存在しなかったのである。「個人的なことは政治的」の概念ツールなしには可視化されえなかった問題といえる。

わが国において、ＳＨは「男女雇用機会均等法」、ＤＶは「配偶者からの暴力の防止及び被害者の保護に関する法律」（以降本書では「ＤＶ防止法」とする）で法的な援護を受けるまでになった。とくにＤＶについては、不充分ながらも被害女性への心理的ケアと関与施設が救済措置のなかに包摂されている。

このような動きは、新しい位相における女性のメンタルヘルスへの関心が、狭義の精神医学的概念や実践を越えて多少なりとも共有されたこと、また男性とは異なった女性の心理的問題への焦点化がコンセンサスを得たことを示唆している。女性センター等、地域社会における女性施設には、相談事業が配置され、情報から洩れた、孤立しがちの女性に相談という次元で、エンパワーメント・ツールを提供している。

4．メンタルヘルスの定義

　私たち研究プロジェクトが使う「メンタルヘルス」は、字義どおり精神保健という広範囲な意味であって、あるカテゴリー、たとえば精神障害者と称される人びとを含むか否かといった、厳密な意味で使用されていない。手元の『カウンセリング辞典』(1990) を引いてみれば「〔略〕個人がもっている精神的能力や特性を可能な限り進展させるための援助活動」ということである。これによれば、精神保健は疾病状態を指すよりも、援助活動も含め、よりよい精神状態をさして使われているようで、この定義はわたしたちの目的にも見合っている。

　本研究では、「困っている事態」を「やすらぎの欠如 (dis-ease)」(De Shazer〔1991＝1994：31〕) と表現したスティーブ・ドゥ・シェイザーにならって、「楽な状態が欠損していること」としたい。病気のDisease を (dis「不全」「欠如」の意) と (ease「楽」「安逸」の意) に分割し、両者を別様に結合させて新しい意味を見出した。この表現は後述するストレス理論に底通する。

　「精神障害」とはどのような状態を指し、また患者とは誰のことかという根源的な疑問に、恒常的で完全な答えはない。精神疾患は社会的に構築されたものであり、社会的合意のもとで構成されている、ある意味で抽象概念である。実態にみえるものも、別の社会では必ずしもそうではないから。さらに言えば現代社会において異常 vs 正常といった二元論は破綻している、と考えてよい。もし異常と正常を精神生活の「良」「悪」と換言するなら、この間に切れ目ないグラデーションがある、というのが人びとの暮らしの実感ではないだろうか。

　ちなみにアメリカ精神医学会 (ＡＰＡ) の出している「精神障害の分類と診断の手引き」[1] (ＤＳＭ) は、症状を、状態とその持続期間にわたって記述

---

[1]　この診断基準については、さまざまな批判が寄せられているが、わが国で最新のものはＨ・カチンスとＳ・カーク著、高木俊介監訳『精神疾患はつくられる』(2002、日本評論社) があり、著者らは「日常の振る舞いの病気化」とよんで警鐘をならす。また、昨今記憶論争で注目をあびた八幡洋の『危ない精神分析』(2003、亜紀書房) などもその傾向をもつといえる。

し診断し分類したものである。これは「恣意的、操作的」(中井〔2004：396〕)なものの、世界各国で使用され、1980年の第3回の改訂時点で世界12カ国語に訳されている、という。これは症状を記述し分類したものではあるけれど、精神疾患が何かという定義には答えていない。それでも第3回改訂版(Ⅲ-R)の日本語訳者の一人は「〔略〕診断基準、多軸評定、診断信頼性は、もはや精神科臨床の日常語になっており、とくに若い精神科医たちのあいだでは〔これは〕日常診療の必携書となっている」(高橋他〔1982：3〕)ということである。

さらにWHOの作った「国際疾病分類」(ICD)★3は、21章あるうちの5章が「精神および行動の障害」(分類)である。こちらは1900年に初版が出て1990年に改訂10版が出ており、現在は(ICD-10)としてよく知られている。ちなみにわが国における精神障害の定義(精神衛生法、精神保健法、精神保健福祉法)において「〔略〕その他の精神疾患を有する者」とカテゴライズされたときの、その他の精神疾患は(ICD-10)に倣っている。

もとより、本研究プロジェクトは、精神障害とは何か、その対応をどうするかといった問題群に応えることが目的ではない。むしろ、女性のメンタルヘルスを、「精神障害群」ではなく、「健康群」でもないが、一時誰かに相談(カウンセリング)をすることで精神的な均衡が保てるとかエンパワーされるという女性にとってのメンタルヘルスの考えやその実践を取り扱うつもりである。

引用文献

精神保健福祉士養成セミナー編集委員会編　1998　第4巻(柏木昭、高橋一編)『精神保健福祉』へるす出版

中井久夫、麻生克郎、磯崎新、小川恵、郭慶華、川本隆史、ブレスラウ、J.、村田浩、六反田千恵　1996『昨日のごとく：災厄の年の記録』みすず書房

中井久夫　2004『徴候・記憶・外傷』みすず書房

★2　DSMは「Diagnostic and Statistical Manual of Mental Disorder」(精神障害の分類と診断の手引き)の略記であり、アメリカ精神医学会により、1952年に1版が出されて以来1994年まで5回の改正版が出版されている。

★3　ICD is International Statistical Classification of Diseases and Related Health Problems (疾病及び関連保健問題の国際統計分類)といい、世界保健機関(WHO)が作成した全疾病分類であり、ICD(国際疾病分類)と略す。最新版が、1990年の第43回世界保健総会において採択されたICD-10である。このうち第Ⅴ章(F)「精神及び行動の障害」が精神保健をカバーしている。

野田正彰　1992『喪の途上にて』岩波書店
De Shazer, Steve 1991 *Putting Difference to Work* New York : W.W.Norton & Company ＝1994　小森康永訳『ブリーフ・セラピーを読む』金剛出版
Freidan、Betty 1963　*The Feminine Mystique* New York : Dell publishing Co., Inc. ＝1965　三浦富美子訳『新しい女の創造』大和書房
Katchins, Herb & Kirk, Stuart A. 1997　*Make Us Crazy DMS － The Psychiatric Bible and Creation of Mental Disorders* New York : The Free Press ＝2002　高木俊介他監訳『精神疾患はつくられる－DSM診断の罠』日本評論社

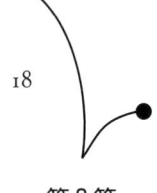

第2節

本研究の目的

河野貴代美

1．研究の意図および研究領域の設定

　女性のメンタルヘルスの現状に関して、最大の情報源として考えられるのは精神・神経科医療機関（入院・外来）であろう。実際には診察や投薬の必要がないような訴えでも、カウンセリングの存在を知らなく、存在がなければ、医療機関に出向くであろうし事実出向いている。

　しかし本研究はその領域にふみこまず、むしろ「非医療領域」を研究領域として設定した。この領域にある多くの公的・私的施設・グループにおいては無料や有料の相談業務が行なわれており、これは他国にはみられないユニークな援助活動である。「病院に行くほどのことはない（行きたくない）けれど、誰かにどうしたらいいか相談したい」という幅広い要請の増加をもってして、たとえば女性センター[4]等では、「誰でも、どんなことでも相談してください」というメッセージで地域住民に呼びかけている。「人生相談」のようなレベルで使用されていた「相談」という用語は、これから見ていくように、心理的障害を含む非常に幅広い位相で使われるようになっている。

　そこで、医療施設（機関）ではないものの、女性のメンタルヘルスにかかわりのある諸施設やグループにおいて、①女性の苦しみや訴えがどのようなものであり、それらが、②誰によって、どのように取り扱われているかを知りたいと考えたのである。この①②のなかには、おそらく非医療機関であるからには、医療機関にはない独特の考えや実践があるのではないだろうか、という期待も含まれていた。

[★4] 女性（総合）センター、男女共同参画センター、婦人会館等を、本書では「女性センター」と総称する。

なぜなら女性センターは、男女共同参画社会基本法のもと男女平等を推進するために作られた施設での相談であり、女性相談所は売春防止法とＤＶ防止法のもとに作られ、あるいは刷新されている施設であり、そこの相談である以上、医療の単なる延長や下請けや補完になっては、存在意味が希薄になると思われるからである。

　非医療領域におけるメンタルヘルスの関与機関は下図のようである。

図１　メンタルヘルス研究領域

```
┌─────────┐  ┌──────────────────────────────┐  ┌─────────┐
│         │  │非医療領域：誰かに相談（カウンセ│  │         │
│         │  │リング）することで精神の均衡を保│  │         │
│ 精神障害者群│  │てるか、エンパワーされる群      │  │健常者あるい│
│（入院・外来）│  │ １　女性センター              │  │は現在ケアを│
│         │  │ ２　女性相談所                │  │要しない群 │
│         │  │ ３　民間開業★6               │  │         │
│         │  │ ４　NPO法人★7                │  │         │
└─────────┘  └──────────────────────────────┘  └─────────┘
```

　左の円形は、いわゆる精神疾患を持ちなんらかの医療にかかっている者のいる領域である。右はいわゆる健常者、あるいは現在、どのような心理的ケアも要しない者のいる領域である。

　この両図の中間に位置するのが、本研究のメンタルヘルス研究領域である。と同時に、この領域で担われている心理的ケアの実態が研究調査の対象である。このような位置づけはあまりにも自明のことであり、だからこそ、不用意にも等閑視されてきた。あらためてその位置を認知し、この視座から援助内容やスタンスを捉えなおすことは重要な課題ではなかろうか。

　既述したように、精神疾患の定義は時代とともに大きく変遷しており、またその境界も非常に不分明である。この是非を論じるのが本稿の目的ではないので、ここは単に境界が不分明になっているという表現で済ませておきたい。

★5　本書では、婦人相談所、女性相談センターなどを総称して「女性相談所」とする。
★6　本書では、民間開業カウンセリングルームを「民間開業」と略称する。
★7　正式には「特定非営利活動法人」。本書では「NPO法人」と略称する。

2．なぜ女性を研究の対象とするか

　本研究の目的を女性のメンタルヘルスに限定したことには、二つの理由がある。その一つは、女性の精神的病が「フィーメイル・マラディ」（ショーウォーター、1985＝1990）として「病」でありながら、女らしさというジェンダー拘束「文化」の一部表現というダブルバインドのうちにあったこと。たとえばヒステリーは、病でありつつ女らしさの構成要素でもあったのである。この意味で女性の心理的問題は女性ジェンダーと切り離しえなかった[8]。自己形成に苦悩した女性たちは、ジェンダーと病のトレードオフを成立させざるをえなかったのである。

　第2はこの状態が、70年初頭のフェミニズムの出現によって、歴史的なパラダイムの変換を迫られたことである。「個人的なことは政治的なこと」の視座から見れば、たとえば女性のうつ病は、その人の個人的な問題ではなく、政治・社会システムが性差別（女性を限られた意識や感情に拘束し、充分な自己実現を許さない）を温存し、これ自体がうつ病を（再）生産しているということである。前述したように、この主張は「名前のない問題」とされていたものを、「脱病理化」する、まさしく精神医療におけるパラダイムの変換であった。換言すれば、だからこそ、非医療機関における処遇が注目されるのである

　フェミニズムの問題提示以来約30年をへて、では女性の訴えは現在どのようなものとして現存し、以前といかに変わったのか（変わらなかったのか）を知るのは、フェミニズムに対する責務だと思えたからである。女性の訴えが、医療機関でフェミニズムの視点を含めて充分に取り扱えていない現状は変わらないとするなら、非医療機関における相談はその実情をいかに反映させているのだろうか。いまだ性差別的、暴力容認的文化のなかでの女性の感情生活は、不自由さや閉塞を強いられている。そこで私たちは、そのような実態を知り、非医療領域における新しい成長・回復のモデルを模索したいと

★8　文学表現として女性の苦悩が実在の様態として個別に明示されている例は、富島美子著『女がうつる』（1993、勁草書房）のなかにシャーロット・ギルマンの「黄色い壁紙」があり、文学全体としてS・ギルバート、S・クーパー著　山田晴子他訳『屋根裏の狂女』（1990、朝日出版社）など多数ある。

考えたのである。

[引用文献]

Showalter, Elaine. 1985 *The Female Malady―Women, English Culture, 1830-1980* London, New York : Pantheon Books ＝1990 山田晴子、園田美和子訳『心を病む女たち―狂気と英国文化』朝日出版社

The American Psychiatric Association *Quick Reference to the Diagnostic Criteria from DSM-Ⅲ-R* Washington DC : APA ＝1982 高橋三郎、花田耕一、藤縄昭訳『精神障害の分類と診断の手引き』医学書院

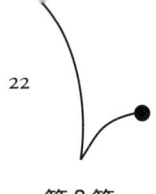

第3節

研究の目標と進め方

河野貴代美

1．本報告の目標

　近代以降、女性のメンタルヘルス（こころの病）がどのように取り扱われてきたかを批判的に振り返り（主として第1章）、本研究で行ったアンケートおよび聞き取り調査で、現在の状況を記述し（主として第2章）、そして、よりよい女性のメンタルヘルスの取り組みに向けた理論・実践モデルを提示し、ひいては行政・民間・学術の連携作業がいかに可能かを提言（主として第3章）したいと考えている。

　非医療領域における女性のメンタルヘルスにかかわる施設でのアンケート調査では、以下のような項目を研究の骨子とした。

　①女性のどのような苦渋が訴えられているか。たとえば、それは、女性センターの主訴分類のようなものにどのように反映されているか。②そのような訴えはいかに取り扱われているか。③それぞれの現場で相談員（カウンセラー）といわれる人たちはいかなる背景を持ち、いかなる志望動機をもって仕事にあたっているか。④このような非医療領域は本来誰がどのように支えるか。またこれは何を意味するのだろうか。そして、⑤学術・民間・自治体における女性のメンタルヘルス改善のために、どのような協働が構築されるだろうか、である。

2．本研究の方法

　以下のとおり2種類である。
＊アンケート調査
　2003年10月～12月にわたり、〈女性センター197カ所〉、〈女性相談所47カ

所〉、〈民間開業135カ所〉、〈NPO法人41カ所〉にアンケート用紙を配布し、回答を得た。
＊聞き取り調査
　2004年1月から8月にわたり〈女性センター21カ所〉、〈女性相談所5カ所〉、〈民間開業7カ所〉、〈NPO法人5カ所〉
　質問は、アンケートのなかからとくに客観的事実以外の実情や問題点を重点的に聞いた。当該施設・機関の許可を得て、巻末に参考資料としてあげた。

3．先行研究　(巻末の資料編参照)

4．研究員　(執筆順)

　本研究にかかわった研究員は以下のとおりである。
　　河野貴代美（研究代表者　お茶の水女子大学）
　　大野　　曜（㈶日本女性学習財団）
　　川喜田好恵（大阪府立女性総合センター）
　　小柳　茂子（相模女子大学）
　　遠藤みち恵（フェミニストセラピィ"なかま"）
　　井上　直美（NPO法人フェミニストカウンセリング東京）
　　榊原佐和子（NPO法人フェミニストカウンセリング東京）
　　桜井　陽子（㈶横浜市女性協会）
　　竹村　和子（お茶の水女子大学）

第 1 章

女性のメンタルヘルスと
フェミニストカウンセリング

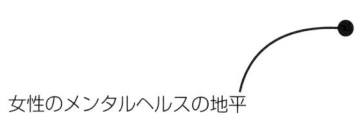

女性のメンタルヘルスの地平

はじめに

　相談という言葉は、実は日本語として独特のニュアンスを持ち、たとえば英語には正確に翻訳しがたい。古典的な意味での人生相談（的なもの）ならアドヴァイスとかコンサルテーションだが、これには体験や知識をもつ者から持たない者への指示、示唆、助言が含意されている。しかし、現在この言葉の使用範囲や使用の基本構造には双方向性をもつ心理的やりとりが含まれており、ほとんどカウンセリング的営為を意味している。あるいはそうであることが期待されている。このような場面で、それでも「相談」が使われるのは、これが手馴れた言葉だからであり、カウンセリグの、ともすれば「治療的」ニュアンスを避けようとするからであろう。

　広範囲で多次元な「問題」解決の糸口手段としての相談という行為が、まさしく地域社会の非医療機関で繰り広げられる営為となっており、それに対する人びとの依存や期待の大きさも瞠目にあたいするものがある。どうして私たちはこんなに相談を頼りにしなければならないかは、別章をたてて論じる価値があろうが、本研究では置く。

　そこで私たちの研究領域において、まず女性のための相談が、それとして成立してきたのはどういう経緯があるかに触れたのが、第2節の大野論文である。女性相談が、婦人活動家による妊婦・乳児死亡率の改善策として、健康相談をその緒としたというのは興味深い。その後は結婚相談にひきつがれるが、この実態は、女性にとって結婚がどれほど重要であるかを物語っている。今でもマッチ・メイキングはサービス産業の一翼を担っている。

　序章の問題提起、すなわちフェミニズム以降の女性にとってのメンタルヘルスが、いかにフェミニズムの意図を伝送してきたか

を論じたのが、公立女性センターでの相談業務に触れた第3節の川喜田論文である。ジェンダーの拘束が女性の「病」と交差するトポスに、女性センターにおける相談業務の特異性があるといってよいだろう。また同じ文脈で民間フェミニストカウンセリング開業の意義を第4節の小柳が論じている。

　小柳は第4節、フェミニストカウンセリングの歴史において、日本での最初の民間フェミニストカウンセリングの開業を「『女性のためのカウンセリング』が、敷居の高かった精神科の受診にない近親感をもたらした」と書いている。この「敷居の低さ」感覚が、多様多岐にわたる相談業務を、地域社会の非医療機関で拡大させた要因の一つであろう。第2節の大野の問題提起である、女性にたいして始まった相談行為が、現在の非医療領域においてこのように連接しているといえる。

　第1節の河野論文は、女性のメンタルヘルスの変遷を、フェミニズムの文脈において概説している。女性と男性を非対象的に——つまり階層的に——配置している社会であるにもかかわらず、両者は単純な「区別」として考えられ、その「区別」の根拠は、女性の「非合理性」、「感情過多」、「生物学的根拠への依存性」に置かれてきた。しかしそれらは、男性の合理的な近代文化によって説明できない事柄を、女性というフィクションに置き換えただけであり、したがって歴史は、男性の抱え持つ「病理性」を女性に安易に投影し、そのような女性の追放によって社会の統合を図ろうとしてきたのである。狂気に逃れる以外、亡命者にカナンの地は約束されなかった。

（河野貴代美）

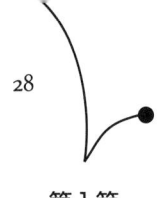

第1節

女性という存在とメンタルヘルスの歴史

河野貴代美

1．「魔女狩り」と女性の狂気

(1) 魔女狩りの意味

　14世紀から18世紀初頭にかけて、中世暗黒の時代といわれるヨーロッパで猛威を振るった魔女裁判はよく知られているが、この裁判が多くの女性の狂者にかかわるのではないか、という疑問が長い間筆者にあった。

　魔女裁判（森島、1970；度会、1999）とは、早くは13世紀に異端審問という形で出てきた、一連の独善的宗教活動の一環である。端的に言えば当時のカトリック教義に反する者を異端者とすることによって、彼ら（当初は主としてユダヤ人）の財産を没収し疲弊していた国の経済の埋め合わせに使った。当初は異端者と名指された者の、言ってみればゆるやかな取締りであったが、それが過酷な「人智の限りを尽くした拷問によって自白を強要あるいは捏造するような」（森島〔1970：39〕）形に変わり、これに神学的論証を加えて「魔女」にも適用するようになったのは14世紀半ばであった。

　宗教的異端者と位置づけられた魔女とは「悪魔（キリストの敵）と同盟を結び、悪魔の助けを利用して不可思議を行うことに同意する者」（同：64）である。なかでも箒にまたがり空を飛んで魔女集会に出かけるイメージはあまりにもよく知られ、また悪魔と性交をすることも魔女である根拠とされ、それが目撃されている、ということがまことしやかに語られた。

　それ以前にも魔女裁判と称される裁判が行われたが、呪術によって殺人を犯すとか、家庭内に不幸をおびき寄せるという理由をもって、民衆や世俗の裁判官から私刑を受ける事態を称していた。それが宗教的管理の狂奔により、預言師やお払い師のような、土着的な癒しや回復の、ある役割を演じる女性が魔女裁判の対象になり、取り調べられた者の100％近くが火炙りの刑

に処せられていく。

　なぜ男性ではなく女性が魔女なのかの理由は「女性は信仰が少ないからである」（同：70）。そうだとして、しかしなぜ女性には信仰が欠けているのかという理由は示されない。『西欧精神医学背景史』で相当なページをさいて魔女狩りを記述する中井久夫は、中世の土着的な治療を行う老婆や貨幣経済の進展に合わせて力を得ていく女性文化が否定の対象となったことを証言する（中井〔1999：24-57〕）。おそらく女性を非理性的存在とみなす（呪術師など）ことにミソジニーが重ねられているのであろう。

　さて、このなかに狂者がふくまれていたであろうことは想像にかたくない。必ずしも狂気の者を魔女にしたてたというわけではないようだが、悪魔憑きという言葉があるとおり、これは狂者が悪魔に支配された、取り憑かれたとみなされ「顔面や全身のけいれん・硬直をともなうヒステリーは、イングランドで＜マザー＞と呼ばれて子宮と結び付けられていたが、悪魔憑きとも結び付けられていた」（度会〔1991：182〕）のである。悪魔憑きは魔女として扱われる資格が充分だった。中世末期、あたかも科学主義の発端に抗するかのように魔女幻想が広がり、魔女と目された女性が厳しく断罪された。[★1]

(2) ヒステリーという文化と女性というジェンダー

　ギリシャ語で子宮を意味するヒステリーという言葉には、生物学的基盤（コントロール不能な"自然性"）に、読み解けない「逸脱」行為を重ねて、女性の属性としていることがよく表象されている。

　19世紀末にフランスでヒステリー患者の診察に着手したジャン＝マルタン・シャルコーは、ヒステリーの女性には心因性の原因があると信じ（遺伝性の特徴も放擲しなかったものの）女性に催眠術をかけ、医学生のみならず一般市民をも対象にして、患者を見世物にした。[★2] しかし、彼は、ここで心の

★1　度会好一は、現代においてさえ私たちは非科学的なものから決して自由になっていないさまざまな現象（たとえば旧オウム真理教など）を論じ、魔女事件が決して中世の無知蒙昧な人びとの事件でなかった事実を論じている。
★2　多くの精神保健関係の著作には、失神した女性を抱きとめながら、大衆に講義をしているシャルコーの写真が載せられている（たとえばE. ショーウォター『心を病む女たち』）。またヒステリーのために考案された安静療法における患者の無力化やそれ以前に行われたひどい療法については富島美子『女がうつる』（勁草書房）に詳しい。

病が（過去の）感情生活に負っているという説を確証し、この考えはジグムント・フロイトに引き継がれ拡大再生産されていった。それと同時にヒステリーはまさしく女性特有の「病」になったのである。

　ここで特記したいのは、ヒステリーの症状が女性というジェンダー意識や行為に非常に類似していると同時にそれを表象しているのではないかということである。身体症状としての麻痺は何らかの禁忌（への抵抗－女性は常に何かを禁止されている）であろうし、ヒステリーの特徴の一つである夢遊病は非合理的・非言語的存在を説明するであろうし、失神は女性ジェンダーのもっとも得意とするところである。

　これらが何を表現しているかは、二つある。一つはヒステリーとして表現される限り、本人の苦悩をおいたとしても、「女の振る舞い」としては許容範囲である、ということ。「女のヒステリーだよ」と言っておけばすむ。もう一つは、その一方で、「〔狂気の女性とは〕力を求める宿命的な探索の旅に出るのであり、その狂気とはジェンダー規範そのものと、規範逸脱に貼り付けられたレッテルである。つまり『女』でありたくないと望み、敢然と『女』をやめようとしたことと並んで『女』であることに課せられた罰」（ショーウォーター〔1990：5〕）なのである。

　もともとシャルコーに学んだフロイトの登場が、ヒステリーという症状をとおして、女性の心理的理解のなかにセクシュアリティの要因を持ち込んだのは画期的なことであった。彼はこころを「意味の構造」であるととらえ、したがって、こころはその働きの意味を分析・解釈されなければならない、と考えた。しかし、発達のモデルはあくまで男性であって、女性への理解については、男性モデルを補完するものとしてしか言及されなかった。

　精神分析の本質は、その人間観にありこの視座からいえば、女性とは、非男性というカテゴリーを出ない存在に過ぎないと言える。

2．「女」という存在

(1) 実存主義者の女性論

　男女二元論の区別がさらに強化され、女性＝自然、非合理、男性＝文明、

合理という区分けが鮮明になったのが近代であった。女性の特性をこのように記述する言説はたくさん見られるが、たとえば、実存的観点における女性観の代表的論客、F・J・ボイテンディクは、女性がその本質において、つまり人間としては男性に劣るものではない、と書きながら、優劣に差がないという彼の論拠は身体的差異による特性論的区別である（ボイテンディク、1977）。

> 自分の子どもに対する母親の真の愛情は、女性的人間性としての母親らしさが存在することによってはじめて可能であり、この母親らしさは母たることのうちに現れる以上に広汎な機能を有する。〔略〕若々しい姿形、顔、声、眼差し、優美さ、しなやかさ、戯れ、感情的結合、これらすべては、われわれが言うように、成人した女性において完全な価値ある人間性へと変形させられる（同：289）。

しかしこのような本質主義的思考は、当然ながら女性の生物学的器官と男性のそれを基盤として男女特性論をとなえる根拠となってきた。「産む性」（女）＝自然、「産まない性」（男）＝文明、への短絡はホイテンディグ言説にも明示されている。

(2) ポスト・モダンの言説

しかしながら、ここ10年のフェミニズム理論の進化とともにポスト・モダン言説によってこのような本質主義はいまやほとんど脱構築されていると言えよう。ポスト・モダンの考え方（の一部）は、個人を屹立した存在ではなく、間主観性、つまり人と人の間において捉え、人々の相互作用を重要視し、そのような相互交流から個人のアイデンティティが立ち上がる、と考える。換言すれば、私やあなたは統一的恒常的な私やあなたではなく、その時々の状況や関係を通して社会的に構築されるとする。これは、われわれが、あらかじめ固定された自他に出会うのではなく、それらを日々つくりだしていることを意味する。構築主義心理学者、ヴィビアン・バーはアイデンティティについて以下のように述べる。

要するにわれわれは、それら〔性格を表現する言葉〕を、まるでそれらの語が記述しているその人の内部に存在する実体を指すかのように使うけれど、〔略〕それらはわれわれの他者への行動を指している。人懐っこさ、内気、愛嬌は人々の内部にあるのではなく、人々との関係にある（Burr〔1995＝1997：42〕）。

　世界を構成する要素は女の主体性とか個人固有のアイデンティティと呼ばれてきたような「実態」ではなく、言語＝意味と関係性によって時々刻々に構築される。簡略すれば本質＝実在が女性を規定するのではなく、言語が女というカテゴリーを生産するということである。実際私たちは言語なしには自分が誰だか不明だし、言語に先立って世界に存在し得ない。
　両性具有者であり、19世紀中期にフランスに実在したエルキュリーヌ・バルバンは、それまでの女性の体験を捨て、21歳になって男性となり自伝を書く。この伝記からキャサリン・ベルジーは、女のバルバンが書けば意味をなすが、男としての歴史をもたない男のバルバンの書くことは意味をなさないとし、「人生の物語は、言語によって用意されたカテゴリーに当てはめて首尾一貫しなければ成立しない」（Belsey〔2002＝2003：80〕）と述べる。
　このように私たちが意味に支配されていることからフェミニズムは、男性用語として疑問なく使用されていた、たとえばchairmanをchairpersonにMissやMrs.をMs.に統一した。女性への暴力も言語による名づけによって顕在化したのである。そして言語によって立ち現れた現象はさらに「われわれ自身のヴァージョンを〔文化あるいは社会として〕構築するといってよい（V. Burr〔1995＝1997：91〕）。
　ポスト・モダン言説をどのようにフェミニズム心理学に応用していくかは、今後の課題といえよう。

3　フェミニズム前夜

(1) フロイトの女弟子たち
　さて、少し時代を戻そう。フロイトのもとで育つか、彼の影響を受けた女

性の精神科医たちが登場したのは、20世紀に入ってからであった。ヘレーネ・ドイッチェ、メラニー・クライン、アンナ・フロイト、カレン・ホーナイ、等がよく知られている。前3者はフロイトの忠実な後継者であったが、ホーナイは、女性性の構築に社会的要素を勘案した一人であった。

　これらの女性精神科医たちはフロイトの父権中心的な精神分析を継承しながら、母の重要性に着目し、後に母－娘関係の分析に女性発達の核心をみようとしたフェミニストやフェミニストカウンセリングに影響を与えた。ここではクラインとホーナイのみについて述べる。

　①M・クラインの活動

　クラインは、前エディプス期の母に焦点をあて、幼児の内的メカニズムを詳述した（1983）。女の子も男の子も同じように母を欲望することで人生を始める。一部分（乳房）を認識できても対象の全体的認識ができない幼児は、母との関係で引き起こされる情緒を、「良い乳房」＝愛と「悪い乳房」＝憎悪として経験するとクラインは述べる。このアンビバレンツな感情に対して幼児は母への攻撃性と同時にそれに対する罪悪感、不安や恐れを持ち、これらの葛藤を解決するために原初的自我を外部に投影することで切り離し、望ましい自我を自分のなかに取り込むという防衛メカニズムを発達させる。この過程で母の身体はファンタジー化され超自我的機能をはたす、と言う。

　超自我の発達をエディプス期の男児のみに付与し、父親の権威を自明化したフロイト理論を揺るがす革新的なものであった。しかしクライン自身はこの前エディプス期をエディプス期への準備期間として位置づけ、フロイトの忠実な弟子に留まった。

　②K・ホーナイの活動

　一方ホーナイは、同じ出自を持ちながら、きわめて強力にフロイト批判を展開している（1982）。フロイトは、ペニス羨望を性別化の重要な要素とみなしたが、ホーナイは、性別化はペニスの有無のみではなく、母親との関係が重要だと考えた。またペニスの欠如という生物学的基盤を理由に女性の劣等感を説明するフロイトに、権力から遠い少数集団や女性は、あたかもそうであるかのように見せかけているにすぎない場合もあることを指摘する。また女性に対する男性の嫉妬や恐れにも言及し、男性は自己犠牲的な母親を求

め、同時に自分もそのような母親でありたいという羨望を逆転して、女性を公的世界から締め出し、男性優位社会を築くと主張した。

このように、ホーナイは女性の心理発達に社会的文脈の要素を持ちこんだが、フェミニズムにはいかなる共感も示していない。

4．フェミニズム以降

(1) フェミニズムの勃興

①「名前のない問題」

すでに序章で少し触れたが、フリーダンが同級生の動向を調べ始めようとしたのは、自分自身や同級生の人生および受けてきた大学教育は、マスメディア（とくに女性雑誌）で流されるような女性のイメージに見合っていないのではないか、という彼女の素朴な疑問がスタートであった。家庭の主婦としてハード面では「家」を上手に管理運営し、ソフト面では慈愛的、愛育的なスーパーママが伝達されていた。そこには生産者（クリエイター）より消費者（コンシューマー）としての重要な地位や役割が含まれ、強調されていたのである[★3]。

名門女子大を卒業しながら、主として中産階級の家庭の主婦におさまり、一見幸せそうにみえる女性たちが、夫や子どもにとくに問題はないにもかかわらず、空虚やさびしさや人生の無意味な感覚を抱え、悩んでいるという事態をフリーダンは見過ごさなかった。彼女たちは誰かの妻であるとか、母であること以外でも以上でもない、いわばジェンダー役割の拘束に苦しんでいたのであった（フリーダン、1963＝1965）。

ある者はうつ状態に陥り精神科医のドアをたたくが、理解してもらえなく問題が何かも両者にわからないまま、薬を処方されるだけであった。仕事に多忙な夫は、疲れているんだよ、休暇を取ったら、としか取り合ってくれない。そして「突然みんなが同じ問題、つまり名前のない問題を共有していることに気づいたのであった」（〔1963：15〕）。その後空洞の存在を理解、承認し

★3 『マッコール』誌（1960年7月号）の目次が著書『女らしさの神話』に載せられているが、ほとんどが家事育児にかかわる身辺雑記である。

その中身を埋めるために必要な作業が始まる。この事態は女性とメンタルヘルスを考察する際のいわば原型ともいえる。

(2) 女性たちの手になるグループ活動の発足とその意義

ここからフェミニズムと女性のメンタルヘルスの新しい次元—中身を埋めるための、つまり彼女たちのメンタルヘルスを回復させるための活動が始まる。その一つがＣＲ (Consciousness Raising 意識覚醒) であり、AT (Assertive Training) である（河野、1991）。これらの基本的考え方は現在も女性のエンパワーメントに不可欠な実践方法となっている。

①ＣＲグループ活動

ＣＲは、男性支配の社会において、女性自身の深層レベルに染み込んでいる女性としてのイメージ、態度、行動などを、お互いに問い直し変えていこうとする試みの１つであった。特定のリーダーを持たない10名前後のメンバーが週に１回２時間程度、興味あるテーマについて話し合いをする。大切なことは、誰かが話し合いを支配したり、中断したり、強制することなく、充分に話し合い聞き合うことであり、自分を見つめ、表現することが支持される。

この活動で最大に価値ある体験は、自分が語るということ、聞いてもらえるだけでなく真摯に受け止めてもらえるということであった。語る中で、あまりに長いこと内面化されていたジェンダー意識の強い拘束性をも認識したのであった。

バーバラ・カーシュ（1974：344-345）は、この活動の展開を４段階に分節し以下のように理論化した。

＊開始—グループは、まずお互いを知り合うことから始まる。自己史を語ることが多いが、出来事を追うだけでなくその時どきにどう感じたかが重要である。他のメンバーはじっくり耳を傾けているか、簡単な質問をさしはさむ。この段階で作られる雰囲気は暖かく親密なものである。

＊共有—メンバーは話すことに慣れてくる。感じ方の違いもあらわになるが、その是非は判断されない。「女性であること」で感じた差別、偏見、期待される行動、感性に関するメンバーの具体的、感覚的体験への共感や

同意が広がり、信頼感が育つ。体験や感情の共通性にたいする驚きと安堵が共有される。
* 分析―初期の個人的体験の「告白的」要素が影をひそめ、女性の置かれている文化的、社会的状況に目がそそがれるようになる。個人的感性や思考を客観的状況への理解・分析に変えていこうとする努力の時期。フェミニズムの思想や性差別文化が話し合われることもあるが、それらを鵜呑みにするとか、ただちに信奉する必要はない。
* 概念化―この段階では、自己の可能性にたいするヴィジョンを育てることが大切にされる。妻や母という固定された役割に不満や不足を持つ女性は、再就職のみならず、再就学、多様な社会活動への参加など、自らの内面的欲求にしたがった新しい視点から生きる内容が見直され、それはメンバーに強くサポートされる。これが相互関係に裏打ちされた肯定的自己イメージによる精神的自立である。

② AT グループ活動

AT（Assertive Training）は、自己主張のトレーニングと訳される（河野、1977、1982、1995）。女性の行動パターンを3つに分け、それぞれを非主張的、攻撃的、主張的パターンと名づける。

前2者は、字義通りの行動パターンで、非主張的パターンは女性に多い。このパターンが問題視されるのは、これが女性というジェンダー規範と結びつき、女性の社会化に強い影響を与え女性を特徴付けてきたからである。とくに自己評価より他者評価を優先させるように社会化されているので十全な自己評価が育たない。自己評価の低下は、女性の心理的困窮と分ちがたく結びついている。

次の図1はこの行動パターンのダイナミズムを簡潔に説明している。

主張的パターンは、非主張的にも攻撃的にもならず、相手の言い分をよく聞き、その上で自分をキチンと主張するというパターンである。このグループ活動の最大の意義は、このような行動パターンがトレーニングで変えられるという趣旨である。もし非主張的なパターンが女性ジェンダーとして学習されたものならば、再学習すればよい、という社会学習理論に依拠している。

図1　女性の行動パターン

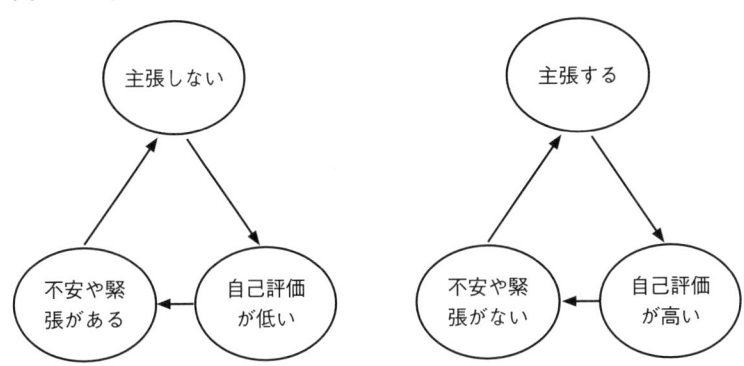

```
        主張しない                       主張する
       ↗       ↘                     ↗       ↘
  不安や緊      自己評価          不安や緊      自己評価
  張がある  ←  が低い            張がない  ←  が高い
```

　ATには訓練をつんだリーダーが必要であり、緊張や葛藤がはらまれうる関係性の相手をリーダーが演じる、臨場感をもったロールプレイングを主要な技法として使用する。

　このような活動と期を同じくしてフェミニスト・セラピー／カウンセリングがスタートするが、これに関しては第3節小柳論文を参照していただきたい。

(3) フィリス・チェスラーの『女性と狂気』の出版

　フェミニズムから心理学を見直した最初の著作は、1968年にボストンの出版社から出されたナオミ・ウェイスティンの『科学的法としての子ども・教会・台所―心理学は女性を構築する』[4]である。当該著作で彼女は「心理学は女性がどのような存在であり、彼女たちが何を必要とし、何を欲しているかについて何も語っていない。なぜなら心理学は女性を知らないのだから」と述べている（Crawford & Unger. Eds.〔2004：R-74〕）。かつてフロイトが「女性は何を欲しているかわからない」と正直に述べて匙をなげた命題が、やっと女性の手に戻されてきたのである。

　その後1972年に出版されたフィリス・チェスラーの『女性と狂気』（1972＝1984）は、いまやフェミニズム心理学の古典になっている。チェスラーは、

★4　この3つの言葉は、Kinder（子ども）、Kirche（教会）、Kuchen（台所）というドイツ語で、ドイツ・ナチが女性を表現するときに使ったといわれ、著者はそれをもじって題名としたのであろう。

1970年代当初、詩人のシルヴィア・プラスや宗教者エリザベス・パッカードのような才能豊かな女性たちがなぜ狂気に追い込まれていったのかを、フェミニズム心理学の視座からたどり、筆鋒するどく告発した。女性は自己犠牲という十字架で刺し貫かれており、人間性や、性アイデンティティを基盤にした再生を拒否され、このような文化に刃向かえば、最終的には狂気に導かれると、彼女は言う。「このような狂気とは、本質的には女性の身体的、性的、文化的去勢の強烈な体験であり、かつ可能性を捜し求めるそれである。このような模索は幻覚に捕らわれ、〔自身への〕身体的攻撃、誇大妄想、セクシュアリティ、情緒性の突出などとなる」（同：31）。

チェスラーのショッキングな分析は、当時フェミニズムの洗礼を浴びていいた多くの心理学者や精神科医の大きな共感を呼び、反抗ののろしがあがることを準備した。

(4) 米国におけるフェミニスト心理学者・臨床家の活躍

100年以上の歴史を持つ米国心理学会（ＡＰＡ）内のフェミニスト心理学者たちは、1970年代にはいるとすぐ、心理治療行為や研究活動、または雇用における女性差別を告発し、事態の改善を内外に迫った。このような活動は、ＡＰＡ内の学会シンポジュウムのテーマ、シンポジュウム・分科会等の主催者、司会者、発表者が誰かに大きな変化をもたらせた（Crawford & Unger. Eds., 2004）。

フェミニスト心理学者たちは、1973年学会内に「女性心理学委員会（Committee on Women in Psychology）」を立ち上げ内部の女性差別に対抗しようとした。この部会は1975年に「リポート」と「女性を心理療法するときのガイドライン」を作成し、後にＡＰＡの35部会と呼ばれるグループとなり、現在も活発に活動している。部会誌として「Psychology of Women Quarterly」を1977年に創刊し（Khan & Yoder〔1989 Vol. 13 No. 4：418〕）、現在もフェミニスト心理学研究者に発表の機会を与えている。

★5　AWP は Association for Women in Psychology の略称である。だれでも参加が自由で約4000名の会員を擁する。この会にはかつて自らが被害者であったが回復し、今度は援助者になるレイ・カウンセラー（とくに暴力関係）といわれる人びとの多いのが特徴的である。

ＡＰＡの35部会活動に少し先立って、1969年に、非専門家の参加が自由なフェミニスト心理学会（ＡＷＰ）も形成されている[★5]。米国におけるフェミニスト心理学者の活動は素早くかつ豊穣である。

引用文献

カレン・ホーナイ　1982　我妻洋、安田一郎、佐々木譲訳『ホーナイ全集　1　女性の心理』誠信書房
河野貴代美　1982『引っ込み思案をなおす本』PHP新書
　　　　　　1991『フェミニスト・カウンセリング』新水社
　　　　　　1995『女性のためのグループ・トレーニング』学陽書房
中井久夫　1999『西欧精神医学背景史』みすず書房
森島恒雄　1970『魔女狩り』岩波新書　岩波書店
度会好一　1999『魔女幻想』中公新書　中央公論新社
Belsey, Catheline. 2002 *Poststructualism : A Very Short Introduction* England : Oxford Press. ＝2003 折島正司訳『ポスト構造主義』岩波書店
Bloom, Lynn Z, Coburn, Karen & Pearlman, Joan 1974　*The New Assertive Woman* New York : Dell Publishing Co., Inc. ＝1977 斉藤千代、河野貴代美訳『自分を変える本』BOC出版
Burr, Vivian 1995　*An Introduction to Social Constructionism* New York : Routlege ＝1997　田中一彦訳『社会構築主義への招待─言語分析とは何か』川島書店
Buytendiijk, F. J. J 1965　*De Vrouw, Haa natuur, verschijing en bestann* ＝ Een existentieel- psychologische studie Utrect，Antwerpen ＝1977　大橋博司、斉藤正巳訳『女性──自然、現象、実存』みすず書房
Chesler, Phyllis 1972 *Women and Madness* New York : Avon Books ＝1982　河野貴代美訳『女性と狂気』ユック舎
Crawford, Mary & Unger, Rhoda Eds. 2004 *Women and Gender : A Feminist Psychology* (4thed.) New York : McGraw-Hill Companies.
Kirsh, Barbara 1974 'Consciousness Raising Group as Therapy for Women' V. Franks & V. Burtle Eds. *Women in Therapy* New York : Brunner / Marzel Publishers.
Klein, Melanie 1975 Love, Guilt, and Other Works, 1921-1945 *The Writing of Melanie Klein Vol. 1*, Intro. R. E. Money-Kyrle, London : Hogarth Press ＝1983　牛島定信ほか訳「愛、罪そして償い」『メラニー・クライン著作集　3』誠信書房

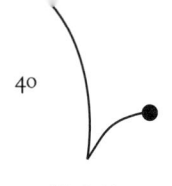

第2節

日本における
女性のための相談業務の沿革と意義
―― フェミニストカウンセリング導入以前の女性関連施設における相談事業

大野　曜

1．女性関連施設における相談事業

　日本における女性のための相談事業の特色は、女性センター等の女性関連施設が一定の役割を担っていることである。ここでは女性関連施設の沿革とその中での相談事業について、フェミニストカウンセリングが日本に紹介される前の実施状況を概観する。

　これまで女性関連施設は、婦人会館・女性（教育）会館・女性センター・男女共同参画センター、働く婦人の家、農村婦人の家等名称や目的、機能が多岐にわたってきたし、現在もそうである。本稿では、主に、婦人会館と呼ばれていた施設の流れを汲む女性団体活動や女性の教育・学習活動の拠点施設、女性の地位向上・男女平等・共同参画の拠点施設を想定して述べるつもりである。[★6]

(1) 前史―明治・大正・昭和初期の女性保護運動

　女性関連施設の原点は、1900（明治33）年の日本キリスト教婦人矯風会が建設した「慈愛館」と、1915（大正4）年に東京YWCAが建設した神保町会館とされている。2館共に国際的な連携を持つキリスト教系の女性団体の活動拠点として民間自力で設置運営されたものである。（志熊、1995）

★6　（独）国立女性教育会館の女性関連施設データベースでは、女性関連施設を設立目的別に、①女性/男女共同参画センター、②働く婦人の家（勤労婦人センターを含む）③農村婦人の家に3区分している。うち、①女性/男女共同参画センターは、・女性を主な対象として女性の地位向上・男女共同参画社会の推進等を目的として各種の研修・交流・情報提供・相談等を行っている施設、および・女性団体・グループ等の活動の拠点として、女性の資質・能力の開発や知識・技能の向上を図ることを主たる目的として設置された施設と規定している。(http://winet.nwec.jp/sisetu/index.html)

日本キリスト教婦人矯風会は、純潔・平和・排酒を目標に1886（明治19）年の創設以来、男女の道徳の平等の考え方に基づき廃娼運動に長年にわたり取り組んでおり、「慈愛館」は「醜業婦[★7]の職業学校であり、転落防止救済施設」と位置付けた女性福祉事業で、その後の婦人相談所やシェルターの原点と言える。

　主婦会館の創立者である女性運動家、奥むめをは、1930（昭和5）年に東京下町（本所）に婦人セツルメント（当時の名称）を建設した。当時、乳児死亡率（出生1,000対124.1）、幼児死亡率（人口1,000対53.4）、妊産婦死亡率（出生10,000対27.3）が高く、女性の生活を改善するためには予防衛生知識の啓発が必要と考えた奥は、婦人セツルメント（当時の名称）に健康相談所を設けた。健康相談は、妊娠調節相談や産児調節相談を含み、女性自身による妊娠・出産決定の考え方の普及・啓発を図って女性の医師に相談員を依頼したが、数少ない女医からは断られ、女性の立場に立った相談員の確保は困難だったようである。（中村、1999）

　この時期、女性の自立や女性の解放、女性の地位向上は女性運動の目標であったが、封建思想や近代思想の中での限界、相談に対する無理解、女性人材の不足等があったのではないだろうか。女性団体の活動、その根拠としての施設づくり、さらに相談事業を実践するには、1945年の第二次世界大戦の敗戦まで待たねばならなかった。

(2)　地域の女性団体活動の拠点としての女性会館と相談事業

　第二次世界大戦後、占領政策として女性解放政策が取られ、女性が民主新生日本社会の担い手として期待されるようになり、女性団体は東京のみならず全国各地で活発な活動を進めた。指導者の研修、会員の学習、生活を守るための活動の拠点として、全国組織の団体や地域の女性団体が募金や物品販売、廃品回収などを行って、主婦会館、婦選会館を含め、各地に婦人会館（当時の名称。以下同）が建てられた。この活動は、組織力や連帯意識を育てる力にも働き、次つぎと施設づくりが波及していった。

★7　売春婦のこと。

1956（昭和31）年に結成された全国婦人（女性）会館協議会の事務局を担った財団法人主婦会館が編集した『婦人会館ニュース No.1（昭和32年1月刊）』に掲載された1956（昭和31）年11月現在の婦人会館一覧によると、その数は23館である。その事業内容を見ると、相談を行っている婦人会館が8館あった。事業名では、結婚相談（4館）、職業（内職斡旋含む）相談（3館）が多く、家族計画相談、生活相談と、法律相談が各2館、さらに未亡人相談、身の上相談、教育相談、経済相談があり、それぞれ当時の女性のおかれた状況や女性が直面していた課題を反映し、興味深い。なかには複数の相談を行っていた館もあった。この時期すでに相談という事業が行われていたことは社会教育の分野において世界的にも珍しいといえる。

　婦人相談所併置（金沢市）、相談部（西多摩郡）、家庭相談所（群馬県）などの名前も見られ、この時代の女性が抱える問題解決の拠点としての役割を婦人会館が担っていたことがうかがえる。とくに結婚相談が多い理由としては、男性よりも女性の数が多く女性が結婚難であったこと、新生活運動の一環である結婚式の簡素化を進める結婚式場を持つ会館が多く、財政面からも重視されたことなどが考えられる。

　『婦人会館ニュース No.2』（1961（昭和36）年9月）では、建設中を含めて29館増え、48館となった。これらの施設では上記に加えて、苦情相談、家事調停相談、育児相談、児童相談等の名称が見られる。新潟県婦人会館は婦人相談室—カウンセリングセンター、主婦会館は結婚生活相談室をマリッジ・カウンセリング・クリニックと呼ぶなど、この頃からカウンセリングが婦人会館の事業名にあがってくることとなった。

　相談員は、法律や医学等の専門家に依頼するものを除いては、自治体等が実施する研修を受けた団体幹部や会員等が分担していたところが多いと思われる。

(3)　**婦人教育施設としての婦人会館における相談事業**

　文部省（当時）による1961（昭和36）年の『婦人教育施設調査』では、婦人会館は59館あり、そのうちの都道府県・指定都市規模の38館について主な事業をみると、10館が結婚相談、婦人相談、生活相談等15の相談事業を実施

していた。

　5年後の1966年調査では、都道府県・指定都市規模の婦人会館は44館に増え、うち18館が31の相談事業を実施していた。新たに、消費者相談、人権相談、育児相談・家庭教育相談、健康相談・母と子の健康相談、法律相談、美容相談等が行われた。

　社会構造が急激に変化した60年代後半に女性からの相談に対する需要が増加したことがうかがえる。事業の名称から、女性をめぐる社会経済や生活の変化に対応した消費者問題、家庭教育問題、青少年非行などの課題が家庭や社会からの要望の高まりを背景に登場した。既設の婦人会館での経験を参考にしつつ、地方自治体からの要請にも応じたのではないかと思われる。

　1962年に、大阪市立婦人会館が最初の公立婦人教育施設（当時の名称。以下同）として設置された。同館は、大都市における婦人団体・グループの活動拠点であるとともに女性の教育・研修センターとして、新しいくらしの相談室を設けた。この相談室は、「治療的機能を持つ専門の相談機関と異なり、予診的機能と予防的機能を果たすもので、＊育児と教育　＊心と体の健康　＊家庭経営　＊女性　＊社会生活の5つのテーマ別に相談員を囲んで話し合う集団相談に重点をおく教室」として開設された。この時期すでに「予防的機能」をうたっていることは非常に先駆的である。『大阪市立婦人会館10年の歩み』（1972）によると、心と体の健康ルームは1963年から70年の間に79回527人が参加したが、71年から老後生活にテーマが切り替えられた。その理由は明記されていないが、1回当りの参加者数が平均6.7人で、他の相談室の9.9〜19.8人に比べて少なく、老後問題を取り上げてほしいとの要望から休室に至ったのではないかと思われる。[★8] 心と体の健康を相談テーマの一つに取り上げたことは、女性の課題としての認識はあったものの、女性が自身の心身の健康問題で相談に訪れることがこの時期必ずしも社会的に認知されていなかったのではないかと推測される。

(4) 「婦人教育施設における婦人教育相談事業のあり方」研究事業

　文部省は、1975（昭和50）年度から2年間にわたり、「婦人教育施設における婦人教育相談事業のあり方」について4県・2指定都市教育委員会に研

究を委嘱した。都市への人口集中や余暇時間の増大等により、「何かをしたいけれども何がしたいのか自分では決められない」「社会とのつながりを持ちたいがどこへ行けばいいのかわからない」「子育てを終わって自分の役割はなくなった」などの不安を持つ女性の課題に対応した女性教育施策が必要となったのである。この事業では、相談事項をボランティア活動と家庭の生活設計に絞り、相談を学習形態の一つである個別学習として捉え、学習への動機付けまたは導入の機会として相談事業の果たす意義と役割は大きいと考えた。

同事業の報告書によると、1974（昭和49）年度中の婦人教育施設における相談事業実施件数は「頻度が高いが、結婚相談、内職相談、消費生活相談等が多く、まだ教育相談としての事業は定着しているとはいえない」状況であり、職員体制や相談のための施設・設備の未整備状況が指摘されている。また、教育相談は単なる対症治療的、即答即決的なものではなく、何故そのような問題を持つようになったのか、など自分自身への問いかけに始まり、総合的な自己診断の上にたっての自己努力が重要であり、そのための学習が必要となる、学習も、個人の問題から他者と問題の認識を共有する方向への展開が期待され、学級・講座やグループ・サークルに発展することを重視した。

この研究事業は、相談員経費（人件費とみなされた）の予算化が困難などの理由で、女性教育施策としては定着しなかった。しかし、相談員の養成講座やボランティア相談員育成講座を開設するなど、この研究プロジェクトの経験を生かす事業を実施した自治体や婦人会館もあった。担当者の力量として、女性学研究の成果やフェミニストカウンセリングの情報や手法を取り入れるところまでは至っていなかったことが残念であった。

なお、文部省は1977（昭和52）年に、研修・交流・情報・調査研究の機能を持つ国立婦人教育会館（当時の名称）を設置したが、国立唯一の施設として全国的・国際的な規模の事業に重点を置くとし、直接女性を対象とする相

★8　1971年に開設された老後生活の相談ルームは1年間で9回292人参加。
★9　(独)国立女性教育会館は、関係者の要望により、2003年度から女性関連施設相談担当者実務研修を主催している。

談機能は持たず、地域の施設が女性のための相談事業を行う上で必要な情報提供と施設職員の研修を実施することとした。[9]

2．婦人相談所

　婦人会館における相談事業は、女性の持つさまざまな生活課題解決のための教育・学習の方法としての性格を持っていたが、女性の健康や福祉のための相談は保健所、福祉事務所等で行われてきた。このなかでも、婦人相談所（法令上の名称。婦人相談員、婦人保護施設、婦人保護事業も以下同）は、売春防止法に基づいて、売買春問題から女性を保護するための女性福祉施策として実施されたものであった。[10]

　売春問題は、女性の人権侵害であるとして女性の保護問題に取り組んできた女性団体は、戦後占領下において公娼制度の廃止や売買春の禁止を訴えて連帯し、1956年売春防止法（以下売防法と略）を制定させた。

(1)　売春防止法と婦人保護事業

　売防法は、「売春が人としての尊厳を害し、性道徳に反し、社会の善良の風俗を乱すものであることにかんがみ、」売春の禁止をうたった法律である。その第4章が保護更生の規定で、婦人相談所・婦人相談員・婦人保護施設の設置を規定し、都道府県および市、国（厚生省）の負担および補助を定めた。婦人保護施策は、法的に確立した女性を対象とする初めての福祉政策であった。

　婦人相談所は、「婦人の転落防止および保護更生対策」として、都道府県に義務設置され、＊要保護女子に関する各般の問題についての相談　＊要保護女子およびその家族について、必要な調査並びに医学的、心理的および機能的判定と必要な指導　＊要保護女子の一時保護を行うこと、と規定されている（売防法第34条）。

　婦人相談員は、各都道府県および必要な市に置かれ、「社会的信望があ

★10　このほか、旧労働省では婦人問題相談業務を都道府県の婦人少年室が担当し、婦人の転落防止、保護更生についても対応する相談業務にあたった。

り、婦人相談員の職務を行うに必要な熱意と識見をもっている者」のなかから都道府県知事または市長が任命するもの、となっている（同第35条）。勤務形態は非常勤で、要保護女子の早期発見、相談、調査、判定、指導、の業務を行うものとされている。

この要保護女子とは、「性行又は環境にてらして売春の恐れのある女子」と規定され、その保護更生に関して行われる相談を基本とするもので、あくまでも「底辺にいる」女性の福祉を目的とするものであった。しかし、時代の変化に伴い、相談に訪れる一般女性が増加し、この要保護性については1969（昭和44）年を含め4回にわたって解釈の変化があり、売春以外の困難を抱える女性の総合相談的性格を持つに至った。

(2) 婦人相談所における相談の状況

1958（昭和33）年当時に、婦人相談所が受け付けた相談者数は16,277名、婦人相談員が受け付けた相談者は18,304名で、合計34,581名であった。25年後の1993年度には、婦人相談所における相談者数は45,974名、婦人相談員への相談者数は85,205名、総数131,179名と約4倍に増えている（表1）。これは、電話相談による増加と言われている。1993年度の相談形態は、婦人相談所および婦人相談員を合わせて、来所によるものが33.7％、電話が62.8％、巡回相談・出張相談が2.6％、その他手紙等によるものが0.9％である。

1984（昭和59）年度の厚生省（当時）調査では、婦人相談所と婦人相談員

表1　婦人相談所及び婦人相談員への相談件数の推移

年	婦人相談所	婦人相談員
1958年	16,277	18,304
1965	19,457	44,701
1975	14,079	53,499
1984	25,028	51,411
1993	45,974	85,205

資料出所：総理府『売春対策の現況』（昭和61年4月）（1958年～1984年）
　　　　　堀千鶴子「婦人保護事業の現状」（1993年）

における52,232人の相談主訴の内容は、本人の問題（生活困窮、借金・サラ金、求職、男女問題、帰住先無し等）46.8％、家庭の問題（離婚問題、夫の暴力・酒乱、家庭不和、その他の夫の問題、子どもの問題等）43.6％、その他9.6％（住居問題、ヒモ暴力団関係等、内売春強要0.5％）であった。家庭の問題では夫の暴力・酒乱、離婚問題が高く、本人の問題では経済関係の問題が多かった。なお、相談者52,232人のうち現に売春を行っている者が3.7％、売春を行うおそれのある者31.3％、売春を行うおそれのない者が65.0％で3分の2を占めた。

(3) 婦人相談員

　婦人相談員数は、1959（昭和34）年7月末現在454名であったが、1965（昭和40）年では483名に増え、このうち都道府県（義務）設置による者が227名、市および特別区（任意）設置が256名で、主として福祉事務所に駐在した。1993（平成5）年4月現在では、557名に増え、うち28名が男性であった。年代は、50歳台が37.9％、40歳台27.8％、60歳台25.7％、39歳台7.2％、在職年数は、3年未満が40％、5～10年未満が22.4％、3～5年未満が17.4％、10～15年未満が12.2％であった。他に職を兼ねている者は42.7％で、母子相談員がその73％を占めていた。

　これらの婦人相談員がどのような専門職としての研修を受けているのかについては自治体による格差が大きいとの指摘もあり、女性問題・ジェンダー問題についての研修、相談技法についての研修等の充実と専門職としての地位の確立が必要ではないかと思う。

　女性に対する暴力に関する社会的認識がようやく高まりつつあるなかで、婦人相談所（女性相談所）に対する期待や役割も変化し、2001（平成13）年4月、ＤＶ防止法が施行され、婦人相談所は、ＤＶ相談支援センターの機能をあわせ持つようになった。厚生労働省は、夫等の暴力の被害女性の心のケアを行うため、婦人相談所一時保護所、婦人保護施設等への心理療法担当職員の配置、休日夜間も含めた相談体制の強化など、施策の充実を図るようになった。

　しかし現実には、たとえば被害者の生活保護を申請するには、福祉事務所

を通さなければならないし、福祉がＤＶ防止法に協力的であるのは福祉関連法による連携より、ソーシャルワーカー個人の理解にまかされているようなジレンマがあることは否めない。

3．女性関連施設における相談事業の意義と問題点

　1980（昭和55）年にフェミニストカウンセリングが日本に紹介される前の、女性関連施設における相談事業は、女性の相互援助や行政の隙間を補う福祉的な事業として始められたが、公立女性関連施設が女性教育事業として実施した経緯を女性教育の視点から述べると共に、女性福祉としての婦人保護事業のうち婦人相談所および婦人相談員について概観した。

　第二次世界大戦後の急激な社会の変化のなかで解放されたかにみえた女性たちは、さまざまな課題に直面し、母として娘として、女としての義務感や周囲の期待・慣習にもまれ、何よりも自己の解放を望んでいたのではないだろうか。

　女性関連施設が相談の窓口を持つことの最大の意義は、女性の手で運営され、女性の味方に違いないという安心感と信頼感を相談女性に抱かせたことだと思う。悩みや不安を持つ女性は、家族や世間の目に対し、女性のための施設だから安心して出入りができた。また、同じ施設内で行われている女性の教育・学習活動へ参加する機会を得、仲間づくりや自己開発、社会参加・参画の活動に結びついていくことが可能となった。

　しかし、問題点も多く、専門的な知識や技能を身につけた相談員が十分確保されていたとは考えられないこと、意欲のある善意の女性の団体活動やボランティア活動として相談が行われた場合に基本的なルールが共有されていただろうか、相談員にとっては有意義な活動であっても相談女性に指示や押し付けがなかっただろうか、等が危惧される。さらに、当時であれば「善意」のジェンダーバイヤスが反映されていたことも考えられる。

　これらの状況から、80年代、90年代に設置された多くの女性関連施設にフェミニストカウンセリングが導入された背景には、解決を待望する多くの女性相談者がすでに施設を訪れていた、あるいは存在が顕在化していたと思

われること、施設関係者は彼女たちに有効に対応できる専門的な知識や手法を求めていた、等の土壌があったと考える。

　女性福祉事業である婦人相談所および婦人相談員は、売防法に規定された「要保護女子」の相談・援助を一身に担ってきた。売防法が持つ問題点に触れることができなかったが、必ずしも女性の人権を確保する視点が基底にあったとは言えない。とくに、婦人相談員は、非常勤の「社会的信望があり、婦人相談員の職務を行うに必要な熱意と識見をもっている者」であって、専門職としての身分や地位が確立されていなかったところから、個人の努力や資質に負うところが大きかった。「要保護女子」の解釈が数回にわたって広げられたことは、彼女たちの献身的な努力の成果であるが、それに対応した専門的な研修の充実や待遇の改善が必ずしも伴っていたとは言えない。

　現在、婦人相談所は、名称を女性相談支援センター等に変えている自治体もあるなど、2001（平成13）年からは配偶者からの暴力の被害女性を支援する機能を持つこととなった。

　いずれの相談事業についても、戦後の混乱期から高度経済成長期を生き抜いた女性たちの支援の一端を相談という手法で女性団体や女性関連施設が担ったことは、女性のエンパワーメントにつながる方向であったと考える。

引用文献

有馬真喜子、志熊敦子、中村紀伊　1995「座談会　女性施設の100年史」横浜市女性協会編『女性施設ジャーナル1』学陽書房
中村紀伊著　1999『シリーズ福祉に生きる34　奥むめお』大空社
㈶主婦会館編集『婦人会館ニュースNo.1（昭和32年1月刊）』『No.2（昭和36年9月刊）』
文部省社会教育局　1962『昭和36年度婦人教育の現状』1967『昭和43年度婦人教育の現状』
大阪市教育委員会　1972『大阪市立婦人会館10年の歩み』
文部省社会教育局　1977『婦人教育施設における婦人教育相談事業―婦人教育研究委嘱事業結果報告書―』
堀千鶴子　1995『婦人保護事業の現状』林千代編　婦人福祉研究会著『現代の売買春と女性：人権としての婦人保護事業を求めて』ドメス出版
西村みはる「婦人福祉―今日の売買春と婦人保護」1986『ジュリスト増刊』総合特集『転換期の福祉問題』有斐閣
総理府　1986「売春対策の現状」
林千代編著　2004『女性福祉とは何か―その必要性と提言―』ミネルヴァ書房
杉本貴代栄編著　1997『社会福祉の中のジェンダー　福祉の現場のフェミニスト実践を求めて』ミネルヴァ書房

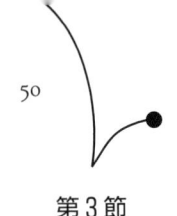

第3節
フェミニストカウンセリングの導入と「女性センター」における相談事業の変遷

川喜田好恵

1．「国連女性の10年」と「女性センター」の誕生

　1976年からの「国連女性の十年」は、日本の女性政策に大きな影響をあたえた。政府は「婦人問題企画推進本部」を設置し、「第一次国内行動計画」（1977）を策定して「女性の社会参加の促進」を目標のひとつにかかげ、その拠点として「国立婦人教育会館」を設立した（1977）。戦後、劣悪な環境にある女性の救済などを中心にしていた「婦人施策」が、国際社会の流れに触発されて「女性の地位の向上と社会参加の促進」という新たな目的をもつことになり、女性関連施設では女性を対象としたさまざまな啓発プログラムが開発・実施され、それらの活動の中から女性の生涯学習や女性情報の拠点としての「女性センター構想」が生まれることにつながっていく。

　80年代は、女性の活動の場がそれまでの婦人会館・公民館などから、行政などによって新たに設立された「女性センター」に移行し始める時期であるといえる。1977年の国立婦人教育会館の設立以降、80年代に設立された「女性センター」は46館を数える。初の県立センターとして注目を集めた神奈川県立かながわ女性センター（1982）をはじめ、中野区女性会館（1984）、横浜女性フォーラム[★1]（1988）、滋賀県立女性センター（1986）、福岡市立女性センター（1988）など、さまざまな行政単位での女性センターが、この時期に誕生している。相談事業に関してみると、神奈川県立かながわ女性センターでは、初代の金森トシエ館長のもと設立当初より女性相談を実施しており、また、横浜女性フォーラムでは複数名のフルタイムの女性相談員とコーディ

★1　「横浜女性フォーラム」は2005年4月から「男女共同参画センター横浜」に改称。

ネーターをおいて相談事業を組織的に実施するなど、この時期からすでに相談事業が女性関連施設における中心的な事業の一つと位置づけられていたことが分かる。

2 女性の学習活動の広がりとフェミニズムの視点の根づき

　これらの女性センター設立の背景については、民間の女性の活動を抜きにかたることはできない。たとえば、「国際婦人年をきっかけとして行動を起す女たちの会」(1975) など、この時期には多くの民間の草の根女性グループが結成され、女性差別を告発・克服するためなどの学習・社会活動を広げながら、行政などに対してもさまざまな提言・要請を行うようになっていった。これらの市民女性グループは、国際婦人年によってもたらされた「女性問題」の認識を、自分達の生活状況に照らし合わせて話し合うことなどを通して具体的な問題提起を行い、女性センターのプログラムなどにも影響をあたえていくことになる。

　大阪府を例にとると、1977年に「大阪府婦人問題推進会議」が設置され、庁内に「婦人問題推進本部・婦人政策係」がおかれて、「女性の自立と社会参加を進める大阪府行動計画」(1981) が策定された。ここで注目すべきことは、行政主導になりがちな女性政策を民間の市民活動と連携させ、また、広く女性問題の認識を高めるために「大阪府女性問題アドヴァイザー養成講座」をスタートさせた (1980) ことであろう。このアドヴァイザー養成講座は公募府民を対象に、当時共有化されていると思われた女性問題全般にわたる専門的な講座を7年間にわたり実施したもので、一般府民・教師・弁護士・企業人・カウンセラーなどが受講し、多くの専門家に「女性問題」に敏感な視点を提供するとともに、女性活動グループのリーダーや女性「起業家」を生み出していった。

　このような時代の風のなかで、行政の側でも「お茶・お花・料理などに代表される従来の婦人教育講座」の枠を越えた「女性問題」をテーマとする学習プログラムを企画・実施する試みが始まり、女性相談を実施していたセンターでも、それまでの「女性の困りごと相談」や「女性の生活相談」などか

ら「女性問題」に敏感な視点で女性の自立と自己実現をめざしたカウンセリングにシフトさせるところが現れる。たとえば、大阪府では、それまで教育委員会に属していた「府立婦人会館」を知事部局に移管し、男性相談員が実施していた「女性の悩み相談」を女性相談員に変えて（1982）フェミニストカウンセリングの視点の導入に努めてきた。

3．女性相談におけるフェミニズムの視点

　もともと、カウンセリングや臨床心理の分野でフェミニストセラピーという表現が用いられていたのを、「セラピィは、サイコセラピィ（心理治療）の省略形であるが、読んで字のごとく「治療」という意味である。しかしながら、フェミニスト・セラピィは誕生の背景や理念が伝統的セラピィとは異なるし、また医療モデルの枠組みを踏襲していない〔略〕セラピィとカウンセリングの違いをここでは詳述できないが、基本において前者は治療＝治癒を目指し、後者は問題＝生き方を取り扱う」として、「フェミニストカウンセリング」という言葉を使い始めたのは、河野貴代美である（河野〔1991：13〕）。

　女性センターでは、もともと「相談」と言う用語が使われていたこともあって、80年代には「女性相談」「女性問題相談」などの表現が「女性を対象とした、女性の立場に立った相談」というほどの意味で使われることが多かった。しかし、「第二次国内行動計画」（1987）などによって「男女共同参画」という理念が知られ「ジェンダー」という言葉が使われるようになると、相談のパースペクティブに「ジェンダー問題に敏感な視点で」「ジェンダー役割にとらわれない方向での」「女性のエンパワーメントと自己決定を尊重した」相談というような意味合いが加わって、女性センターでの相談がフェミニストカウンセリングの理念に近づいていく。

　欧米でのメンタルヘルスやカウンセリングの分野では、1960年代の後半からの「第二波フェミニズム」の影響を受けて、1970年代から「フェミニスト・セラピィ」と言う表現で、女性などを対象とした新しい視点での心理的（治療）・援助活動が行われてきた。第二波フェミニズムは、「家族関係」「性

役割」「男女の性愛関係」などに潜在する抑圧の構造や力の支配、および、女性に対する性的な搾取などに注目し、家父長制の社会においては個人の資質や努力に関わらず、女性や子どもなど弱者の立場におかれたものがその社会システムの問題を個人的に背負ってしまうことを告発してきた。これらの主張は1970年代から続々と出版された欧米の著作によって日本にも紹介されている。

　たとえば、「女性が自分自身のからだを知り、自分にとり戻すことが重要である」という主張のもとに、1971年アメリカのボストンで出版された *Our Bodies, Our Selves ; A Book by and for Women* (1971=1976)、「女性の狂気が家父長的男性社会と精神医学によってつくられてきた」ことを証して従来の心理学は男性の経験と論理で構築されていると問題提起をおこなった Phyllis Chesler の *Women And Madness* (1972=1984)、「女性への抑圧は構造的なものであり、しかもその構造は家父長的な文化のなかに隠されている」ことを示して見せた Jean Baker Miller の *Toward a New Psychology of Women* (1976=1989) などは、北米でも出版と同時にカウンセラーなどの専門家だけでなく多くの一般女性にも大きな影響を与え、運動としてのフェミニズムとフェミニストカウンセリングの発展を方向づけた。

4．女性センターでの相談事業に対するフェミニストカウンセリングの影響

　フェミニズムの視点でのカウンセリングに関する民間の動向や、女性問題にかかわるための活動拠点を求める一般女性からの声は、行政による女性センター計画にも影響を与え、フェミニズムの視点を重視した理想的な女性総合センターを求める機運が高まる。先にも触れたように、1988年に開設した横浜女性フォーラムは横浜市が建設し財団法人横浜市女性協会が管理運営する女性センターであるが、開設当初より常勤の女性相談員を数名おいて「心とからだ生き方の総合相談」を行っているが、相談事業の理念として次のようなことを挙げている。

　　家庭や職場や地域で個人が直面する悩みや迷いや困難を分野ごとに分

断せずに受け止め、相談者自身がどのように解決していきたいのかをじっくり聞き取る姿勢を大切に……〔略〕

　ジェンダー(社会的、文化的性差)の視点から問題を捉えなおし〔略〕個別に語られる相談者の核心にある相談ニーズを把握し、それを相談者と共有したうえで、問題解決に向けて具体的な方法を探っていきます。この段階ではさまざまな知識や情報、手続きや制度利用も必要となってくるため、関係機関との連携も生じてきます。(中略) 相談室をあえて「総合相談室」と称しているのは、属性別でも、問題別でもなく、一人の女性をそのまま丸ごと受けとめ、問題解決に向けてカウンセリングのみならず、ケースワークも共に行うという姿勢を込めているためです(**横浜市女性協会**〔2003：1～3〕)。

　横浜女性フォーラムではその後も、相談をセンター全体の事業の中に位置づけ、ケースワークの領域も視野に入れて、女性の総合的なエンパワーメントを目指している。

　大阪府では、当時の「女性政策課」の努力のもとに、第2期の行動計画として「21世紀をめざす大阪府女性プラン」(1986) が策定されて、そのなかに女性総合センターの設置構想が盛り込まれた。さらに、前述した「大阪府婦人問題推進会議」の提案などにより、民間の女性たちの声をセンター建設にも活かすため、学識経験者や団体代表などからなる「(仮称) 女性総合センター設立準備委員会」を立ち上げ、数年間の調査と検討会議を重ねて施設の具体的な設計と事業プログラムの計画にとりかかった。また民間においても、アカデミズムを中心とした女性学研究者や活動家の集りである「日本女性学研究会」の有志が集まり、「大阪府女性総合センター：ドーンセンター設立に関する提言書～今なぜ女性センターか～」と題する42頁もの要望書を提出して (1992)、女性センターの理念やプログラムは言うまでもなく、そのようなプログラムを実践するためのハード面に関しても詳しい提言を行っている。

　具体的には、女性センターを「女性に対する社会的差別を解消すべく、男女ともに闘う拠点である」とし、①学習支援、情報提供事業、②能力開発育

成事業、③国際交流、国際的支援、連帯事業、④女性のネットワーク事業とともに、⑤相談カウンセリング事業をあげている。相談事業の目標としては「女性の視点にたった心理的臨床的援助」「自立を視野に入れた問題解決のための援助および情報提供」「女性の自立と社会参加のための教育、訓練機会の提供」をあげ、相談カウンセリング事業の形態として「個人面接」「電話相談」のほかに「法律相談・医療相談等の併設」「テーマ別グループ」「教育啓発講座」などの実施や「スーパーヴィジョンや相談員の研修」の実施も求めている。また、これらの相談の担当者として「心理臨床の訓練があってフェミニストセラピーを行えるカウンセラー」を充てることを条件としている（日本女性学研究会有志、1993）。

　大阪府の例のごとく、多くの市民やアカデミズムの領域を巻き込んで長期にわたる"協働"作業によって女性センター構想が実現したケースはそれほど多くはないかもしれない。しかし、このような共同作業と女性市民の後押しがあって初めて、行政の女性センターにおいてフェミニズムの視点をふまえた女性相談を組織化することが可能になったのであり、具体的な相談プログラムや相談員の専門性などに関してもフェミニズムの視点を生かしていくことができた点は注目すべきであろう。現在のような女性センターの変革期にあっては、再び、このような民間やアカデミズムとの"協働"作業を活用することによって、あるべき女性センターの姿を堅持して行くことが求められているのではないだろうか。

5．女性センター・女性相談の多様性と問題点

　1985年に「国連女性の十年」が終了して「女子差別撤廃条約」が批准され、1987に「第二次国内行動計画（西暦2000年に向けての新国内行動計画）」で「男女共同参画」という理念が示されると、各地方自治体では「女性政策の担当課の設置・行動計画などの策定・女性センターの設立の3点セット」での女性行政が加速し、さらに多くの女性センターが設立され、女性のエンパワーメントの拠点としての役割を担っていった。日本の女性センターは、そのほぼ9割が「公設公営」と「公設民営」など、地方自治体に

よって設置され、自治体で直営されるか自治体が出資する財団などが運営主体となる形をとっており、先述の3点セットの事実ともあいまって、「官製・行政フェミニズム」との批判が聞かれることもある。

　女性センターの規模や予算及びプログラムは、その設置主体の自治体の事情と運営主体の力量によって限りなく多様であるが、相談事業についてはどうであろうか。2001年と2002年の全国女性会館協議会によって行われた調査では回答した全国224の施設のうち163施設（72.8％）において何らかの形での相談事業が実施されている。しかし、その約半数は「相談室は一室のみ、電話や面接相談を合わせた年間相談件数は500件未満」という小規模なものであり、ハード面、ソフト面でも充分とは言いがたい。地元の女性相談員を非常勤で雇用したり行政の職員が兼任で担当したりしているところもある。また、都市部やその周辺の比較的大規模な女性センターなどでは、民間のフェミニストカウンセリング・ルームと業務委託をする形で女性相談プログラムを実施している所も少なくない。

　このような女性センター相談の多様性は、別の言い方をすれば、「女性相談に関しては国の基準がなく、教育的・福祉的な予算措置や行政的な措置制度も存在しない」ということであり、女性センターの法的根拠や設置基準の不安定さとも関連する。今回の調査をふまえて、この点に関しては第3章で詳しく述べられているが、このような実態が女性センターにおける相談事業の枠組みとサーヴィス内容にどのような影響を与えているかについて、今後とも継続的な調査・分析が必要になってくるだろう。

　大阪府立女性総合センター（ドーンセンター）の場合は、先にふれた「提言書」を受けて、カウンセリングと臨床心理の専門家による「作業チーム」が、相談室の施設設計から相談事業全体のプログラムと相談員の専門性までを検討し、プログラム・コーディネーターをおいてその実現を担保していった。そこで重視された方針の一つは、「面接・電話・法律・身体・外国人相談等の個別相談を大切にするだけでなく、サポートグループやカウンセリング関連の学習講座なども実施して、来所女性が総合的にメンタルヘルスの改善に取り組むことのできる環境を作り、女性のエンパワーメントをめざす相談事業のプログラム」であった。

図2 ドーンセンター・相談事業見取り図

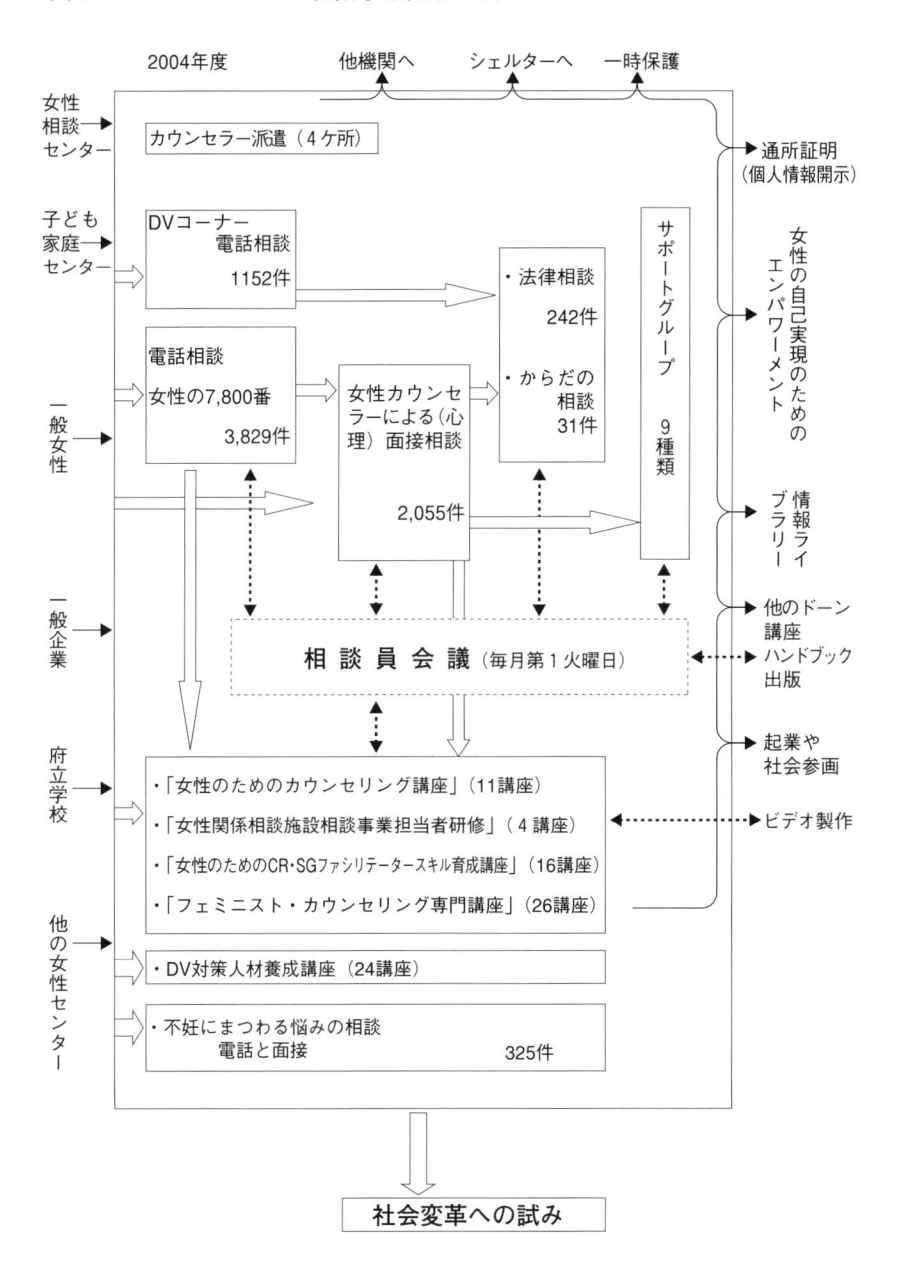

```
                    2004年度    他機関へ  シェルターへ  一時保護

女性
相談 →     ┌─────────────────────────────────────────┐
センター    │  カウンセラー派遣（4ケ所）                    │ → 通所証明
            │                                              │  (個人情報開示)
子ども      │  ┌────────┐                                  │
家庭 →     │  │ DVコーナー│                     ┌──┐     │  女
センター    │  │ 電話相談  │                     │サ│     │  性
            │  │  1152件  │ ─────→ ・法律相談    │ポ│     │  の
            │  └────────┘            242件      │ー│     │  自
            │                                   │ト│     │  己
            │  ┌────────┐  ┌──────────┐         │グ│     │  実
一般   →   │  │ 電話相談 │  │女性カウンセ│ → ・からだの│ル│     │  現
女性        │  │女性の7,800番│ラーによる（心│    相談    │ー│     │  の
            │  │  3,829件 │  │理）面接相談│    31件    │プ│     │  た
            │  └────────┘  │            │            │  │     │  め
            │                │  2,055件  │ ─────→     │9種│     │  の
            │                └──────────┘            │類│     │エンパワーメント
            │        ↕           ↕           ↕      └──┘     │
            │    ┌ ─ ─ ─ ─ ─ ─ ─ ─ ─ ─ ─ ─ ─ ─ ─ ─ ─ ┐        │ → 情報ライブラリー
一般   →   │    │  相 談 員 会 議 （毎月第1火曜日）│←‥→ 他のドーン
企業        │    └ ─ ─ ─ ─ ─ ─ ─ ─ ─ ─ ─ ─ ─ ─ ─ ─ ─ ┘        │   講座
            │         ↕                                    │   ハンドブック
            │                                              │   出版
府立   →   │  ・「女性のためのカウンセリング講座」（11講座）  │ → 起業や
学校        │  ・「女性関係相談施設相談事業担当者研修」（4講座）│←‥→社会参画
            │  ・「女性のためのCR・SGファシリテータースキル育成講座」（16講座）│   ビデオ製作
            │  ・「フェミニスト・カウンセリング専門講座」（26講座）│
他の   →   │  ・DV対策人材養成講座（24講座）                │
女性        │                                              │
センター    │  ・不妊にまつわる悩みの相談                    │
            │     電話と面接              325件             │
            └─────────────────────────────────────────┘
                              ↓
                      ┌─────────────┐
                      │ 社会変革への試み │
                      └─────────────┘
```

ドーンセンターは1994年に開館しすでに10周年を迎えたが、相談事業では現在年間8,000件以上の相談を受け、8～9種類のサポートグループが実施され、カウンセリング関連の50余の講座に延べ2,000以上の参加者がある。図2はドーンセンターにおける相談事業の仕組みと流れを示しているが、来所する女性たちの中には、これらの多様な相談プログラムとグループや学習講座のいくつかに関わるものも多く、女性が長年苦しんできたジェンダー問題を克服して心の健康を取り戻すためには、多方面からの総合的な援助が望まれていることがわかる。

　当然のことながら、フェミニストカウンセリング導入の意味や方法・プログラムは民間カウンセリングルームの場合と地方自治体などの施設では異なる。女性センターのような総合的な施設においては、個人の相談員の資質や力量の問題だけでなく相談事業がどのように構造化・組織化されているか、また、相談事業が他のセンター事業とどのように関連しているかを、常に念頭において相談事業をプログラム化する必要がある。たとえば、以下のような点は基本的に押さえておくべきものであろう。

　①相談事業を、センターの設置理念と全体のプログラム設計の中にどう位置付けるか
　②相談事業以外にも、女性の自立のためにどれだけ多様なサーヴィスを用意できるか
　③他機関との連携などにおいて、どのくらいジェンダー問題の視点を持って支援できるか
　④相談内容から見える女性の問題を、どのように女性センターのプログラムに反映するか
　⑤相談事業から得られた女性問題の課題をどのように行政政策・女性政策に反映するか

　相談カウンセリングに表れる女性の訴えは、女性のおかれている社会状況から生み出される問題でもあることをきちんと認識するなら、④や⑤に関しては行政としてもその責務として誠実に対応していけるような体制を整備することが求められている。

6．北京会議以降の社会変化と女性センター
　～「男女共同参画社会基本法」「DV防止法」などの成立とバックラッシュ～

　1995年の第4回世界女性会議（北京）と前後して、国はジェンダー平等の阻害要因を取り除くためのさまざまな立法化をせまられ、「育児・介護休業法」(1995)「家庭的責任を有する男女労働者の機会及び待遇の均等に関する条約（ILO 156号批准）」(1995)「改正男女雇用機会均等法」(1997)「介護保険法」(1997) などを次つぎ成立させていき、その集大成として1999年に「男女共同参画社会基本法」が成立・施行された。

　同じ頃、女性への暴力の深刻さが東京都や内閣府を初めとするさまざまな自治体の調査によって顕かになり、多くの女性たちの熱心な運動やロビー活動などの成果によって、「ストーカー規正法」(2000)「DV防止法」(2001) なども成立した。また、この時期になると、ほとんどの県に女性センターが設置され、市や町の中にも独自の女性センターを開設するところが増えて、女性に対する相談事業を取り入れるところが多くなる。

　このような急激にも見えるジェンダー差別克服のための変化や立法措置は、国際社会の一員としては当然のことであり、国内の多くの働く女性たちにとっては切実な要請であった。だが一方で、政府・行政主導の面も否めないために、後になって一部の自治体においては「国民全体の合意形成が不充分」といった理由でバックラッシュへの口実を与えてしまうことにも繋がった。さらに、基本法が『男女共同参画』という言葉を使っているため、多くの「女性センター」が「男女共同参画センター」に名称変更を余儀なくされ、「女性のエンパワーメントの拠点施設」という理念と方針を転換して、男性にも同様のサーヴィスをするべきであると迫られるケースも出現している。

　そのような「バックラッシュ」の動きは、政策的な問題だけでなく相談事業などにも深刻な影響を与える危険性が考えられる。たとえば、DVやセクハラ・性被害などに苦しみ女性センター相談にたどり着いた女性被害者たちが、そこで加害男性などと顔を合わせる危険が生じたり、女性のための相談を担当してきた女性相談員に男性からの相談も担当させて、女性センターの

相談事業が、「女性が男性の情緒的ケア役割を果す」という従来の伝統的女性役割の再演にかかわってしまうといった問題にもつながっている。

さらに、行政改革や規制緩和といった国の方針と地方自治体の財政困難のため、都道府県立の女性センターと市町立の女性センターが二重行政になっているという批判を受けて縮小や機能分担を求められたり、独立行政法人や財団などの統合によって女性センターの存続が危ぶまれたり、地方自治法の改正による公的施設への「指定管理者制度」の導入によって運営主体の変更を余儀なくされたりする女性センターが出現したり、というような懸念も出現している。

このような、女性センターの現況は、設立以来まだ四半世紀に満たない歴史の中で、女性センターの社会的役割が全国的に充分理解されたと言えない間に地方自治体の財政状況が悪化したことや、根拠法がなく措置権もないため運営形態やプログラムがそれぞれの行政にまかされていて一定の基準で組織化・構造化されていないことなどによると考えられる。

7．これからの女性センター相談事業とその課題

前項では現在の女性センターがおかれているさまざまな困難や過渡期的状況をみてきたが、このような中で行政では他に例のない「女性のエンパワーメントと自立への援助のためのカウンセリング」として女性センターでの相談事業が確立されるための方向性を示しておきたい。この研究全体の目的にもかかわることであるが、今後女性センターが女性のメンタルヘルスのための専門機関として、支援システムを確立するための具体的提案は、第3章第2節の桜井論文を参照されたい。

(1) フェミニストカウンセリングとして専門化する必要性

第1節にも述べられているように、女性の出会う困難や悩みには社会・文化的な背景があり、現在の社会慣習・価値観や社会制度による格差（ジェンダー格差）がそれを増幅している。女性が「心の病や悩み」に陥るのは、「関係性のなかで女性としての枠にはめられ、社会の中で女性として違った

扱いを受ける」ことによるジェンダーの問題でもある。

　したがって、女性の悩みの解決や「心の病」からの回復には、従来の男性中心の心理学や病理モデルによって理解・対応するのではなく、社会的な枠組みの中でのエンパワーメントや新しい回復のイメージが必要である。女性センターは、行政のなかでそのような視点に立つ相談・カウンセリングを提供できる唯一の場であることをふまえて、法律や条例の中に女性センターでの女性相談を位置づけ、一定の基準で相談事業を構造化・組織化する必要がある。

　また、女性相談にたずさわる相談員に対しては、フェミニストカウンセリングの視点での専門性を求め、そのような専門家を雇用するための予算措置や待遇を整えることも求められている。同時に、すでに職務にある相談員に対しては、必要な技能や専門性を満たすために、全国的に統一された研修プログラムなどを開発し、定期的に提供する仕組みを作ることが急務であろう。

(2)　ＮＰＯ法人やアカデミズムとの協働の推進

　女性センターでのプログラムの専門性を確立し、過渡期においてこれからの方向性を探っていく上で重要なことは、よりクリエイティブで対等な形での民間との協力である。事業の一部を安易に外注したり、民間に「丸投げ」的に委託したりするのではなく、ジェンダー格差是正や女性問題解決の視点をふまえて、ともにプログラムの開発や運営を行っていく必要がある。地域のＮＰＯ法人やアカデミズムなどと共に、現在の女性問題の調査分析から、問題解決の手法の研究やスタッフの研修、そして、実際のプログラムの実施にいたるまで、さまざまなレベルでの協働関係を築いていくことが求められている。

(3)　新しい女性相談ニーズへの対応

　女性センターが誕生し発展してきたこの四半世紀は、日本においては消費・流通文化の爛熟や、教育制度の行き詰まり、近代家族の抱え持つ問題の顕在化などによって、女性を取り巻く環境がさらに悪化し、新しい女性問題

や女性の悩みが噴出してきた時期でもある。女性センターの相談事業にも、深刻な性暴力などによるＰＴＳＤ、親からの虐待・性虐待のサバイバーの生きづらさ、摂食障害やリストカットなどに走る思春期の女性の行き場のない絶望感、職場における執拗なセクシャル・ハラスメントの後遺症など、心理的な専門性とフェミニズムの視点が不可欠な問題が訴えられるようになっている。また、ドメスティック・バイオレンスや児童虐待など、危機介入的な対応とソーシャルワーク的手法や連携が必要なケースも増えてきており、これらのニーズに対応する相談システムと相談員の専門性が求められている。

8．最後に

女性相談は、時代の要請のなかでさまざまな形で受けつがれ発展して来た。現在、そのフロンティアとして「大きな可能性」と「危うさ」を併せ持つのが、いわゆる「女性センター」での女性相談である。その「危うさ」は女性センターの行政的・政治的な基盤の弱さと、女性相談事業の理念や構造が充分に理解・実現されていないことによるのは見てきた通りである。

しかし、一方で「大きな可能性」も存在する。社会全体の過渡期化と流動化の中で、女性や子ども・高齢者などへの暴力的支配が表面化し、性被害、性暴力被害、虐待サバイバー、ＤＶ被害サバイバーなどの専門的な知識と相談技能を必要とする女性のニーズが急増している今、そして、背景に限りなく細分化・潜在化していくジェンダー支配の構造がある現代社会において、「女性が出会う問題と被害からの回復」を専門とする施設への要請は高まるばかりである。

それにもっとも熱く・真摯に応える可能性を持つのは、「女性問題を病理化しない理論をもち、エンパワーメントという回復イメージがあり、女性を対象とした社会資源と教育プログラムをもち、行政政策への還元（システムとしての、パーソナル・イズ・ポリティカル）が可能である女性センター相談事業」なのではないだろうか。

引用文献

河野貴代美　1991『フェミニスト・カウンセリング』新水社
The Boston Women's Health Book Collective 1971 *Our Bodies, Our Selves* New York : Simon and Schuster ＝1988　藤枝澪子監修『からだ・私たち自身』松香堂
Chesler, Phyllis 1972 *Women and Madness* New York : Avon Books ＝1982　河野貴代美訳『女性と狂気』ユック舎
Miller, Jean Baker 1976 *Toward a New Psychology of Women* Boston : Beacon Press ＝1989　河野貴代美訳『イエス……バット』新宿書房
日本女性学研究会有志　1993「ドーンセンター設立に関する提言書」
横浜市女性協会　2003「相談員のための相談実戦マニュアル」
全国女性会館協議会　2001「女性関連施設に関する総合調査：情報・相談事業に関する調査」
全国女性会館協議会　2002「女性関連施設における相談員の研修についての調査」
内閣府男女共同参画局　2002「配偶者などからの暴力に係る相談員等の支援者に関する実態調査」

第4節

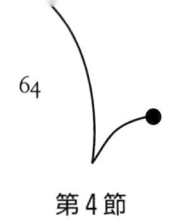

フェミニストカウンセリングの誕生と活動

小柳　茂子

　本稿では、日本における民間のフェミニストカウンセリングルームの成り立ちとこれまでの活動経過について述べたい。また筆者が所属している「フェミニストセラピィ"なかま"」、これは日本で初めての開業ルームであるが、そこでの具体例も交えながら、民間フェミニストカウンセリングルームが社会的に果してきた役割、および今後の課題について考察したい。

1. 女性解放運動（ウィメンズリブ）と時代背景

　60年代、米国で高まった女性解放運動（ウィメンズリブ）は、性差別の撤廃に向けて社会（制度）変革を進める一方、性役割にとらわれた個人の意識変革をめざした。個人的な体験をグループで話し合い、個々の私的な体験が、女性に共通する社会的な問題であると認識（個人的な体験の政治化）していったのである。河野が既述しているように「意識覚醒（コンシャスネス・レイジング）」と呼ばれるこの運動は、それまで埋もれていて、出口のなかった女性たちの抑圧された怒りや悲しみ、理不尽な思いを掘り起こし、社会という日のあたる場所に引き出していった。これを支えたのがシスターフッドであり、女性同士の共感と支持、連帯であった。しかし、女性の連帯や自助グループだけでは、解決しない「個人の心理的な悩み（問題）」に対して心理援助が求められるようになり、70年代はじめ、フェミニストセラピィ（当時はカウンセリングよりもセラピィ＝心理療法と呼ぶことが一般的だった）が誕生した。

　日本でのウィメンズリブは、70年代「グループ闘うおんな」、「国際婦人年をきっかけとして行動を起こす女たちの会」を中心に全盛期を担ったが、市

民運動になるまでの盛り上がりに欠けた。その理由として江原由美子は、リブ運動が「『母』『主婦』『女子労働者』といった社会的に承認された役割イメージに依拠することを拒否したこと」、そのため主婦層から「『普通の女性』を蔑視し、切り捨てている」と警戒されたことをあげる（江原〔1985：110〕）。さらに、リブ運動は専門職の女性に対して「家事・育児の役割を他の女性に押し付け、自らの能力をのばしていくだけでよいのか」との問いを突きつけた。「能力・才能・資質等によって『女の仕事に』に縛りつけていい女と、そうでない女が区別されていいはずはない」との主張であったが、差別と闘い、家事・育児に苦闘する専門職女性の反発を招いたのである。別の見方をすれば、日本の場合は革新的・挑発的メッセージを唱えるリブの運動の本質を理解できるほど、女性の意識は熟していなかったと言える。

2．日本における初めての民間フェミニストカウンセリング・ルーム

70年代、アメリカで女性解放運動のもと精神科医療を学んだ河野は、フェミニズムの見地に立ったカウンセリングの導入の必要性を感じ、1980年に日本で初めてフェミニストセラピィ開業ルーム、「フェミニストセラピィ"なかま"（以下"なかま"と略）」を開設した。当時は、家父長制がどのように女性の心理に影響を及ぼすか、家族・社会の中ではびこる女性差別や抑圧がいかに女性の精神を蝕むかに目を向ける精神科医療は皆無に等しく、固定的な性役割から逃れようとして、社会、家族、男女関係で葛藤や軋轢、不安や孤独（あるいは暴力）にさらされ精神のバランスを崩した女性は、精神科医療のなかでパーソナリティの未熟さや精神病理を抱える者と見なされていたのである。

その一方リブ運動が喚起した「伝統的な役割にしばられない女性の生き方」は、次第に女性たちの間で支持されていった。80年には、女性雑誌「MORE」（モア）が創刊され、女性の精神的・社会的な自立を謳い、解放された生き方を知的・ファショナブルなものとして扱い話題となった。「自立した女性」は、アメリカナイズされた進歩的女性の代名詞として流行となったのである。女性の精神的な自立を支援する「女性のための女性によるカウ

ンセリング」は、マスコミの関心を集め、"なかま"には、新聞や雑誌から情報を得た女性たちが訪れたのである。「女性のためのカウンセリング」が、敷居の高かった精神科の受診にない親近感をもたらした。それまで性差別や女らしさの役割の中で不満や憤りを抱えていた女性たちが、ようやく「自分の生き方」を模索できると"なかま"に期待をよせたのである。来所する女性のなかには、それまでの精神科医療では十分な理解や援助が得られなかった女性たちもいた。同性愛のパートナーとの関係に不安を抱く女性や、独身を通すことを選びつつも恋人との婚外交際に苦しむ女性が、「精神科治療の範疇ではない」と言われて来所したケースもあった。なお、「女性のカウンセラーだから来所をした」と述べるクライエントのなかには、男性からの（性）暴力被害者も少なくなかった。

3．フェミニストカウンセリングがめざすもの

　リブ運動が女性解放の理想と理念をかかげ、家父長的な社会に一撃を加えたとするならば、フェミニストカウンセリングは運動が取りこぼした個人の内的変化のプロセスを尊重し、心の深部に焦点をあてた。フェミニズムに目覚めても、それで迷いや悩みが消え、人間関係が改善されるとは限らない。むしろ「気づいた」ことで不合理さが耐えがたくなり、家族・夫婦間の摩擦がつよまることもある。カウンセリングでは、このどうにもならないジレンマや葛藤、理屈では解決できない感情に焦点を合わせた。「妻・母としての自責感や不全感」がぬぐいきれないキャリア女性、古い価値観（男尊女卑）を押しつける母に反発しながら、母からの愛情を渇望する女性、夫の暴力に苦しみながら離婚への不安に怯える主婦など、理想と現実の狭間のなかで悩み、憤り、立ち止まるクライエントの心の揺れにより添ったのである。一般のカウンセリングと違うのは、「個々の女性が抱える問題は、社会の性別意識や差別構造と結びついている」（Personal is Political）との観点に立ち、心理治療の名目でクライエントを再びステレオタイプな性役割や家父長的な抑圧的構造のなかに押し戻さなかったことである。女性が社会的なマイノリティの立場で生きようとする（そうせざるを得ない）場合、周囲からの圧力

だけではなく、自らが内面化したジェンダーによってしばしば引き裂かれる。たとえば、子どもを生まない（シングルあるいは不妊の）女性は「子どもがいてこそ一人前（の女として成長する）」といったステレオタイプな（母）性役割によって、自己嫌悪や自責感を抱くことがある。そのような場合は「人として成長するとは何か」「母性とは何か」を問い、社会で流布する価値観を鵜呑みにせず、「自分にとっての成長」を考え直すなどジェンダーの再構築をもって、自らの存在の意味（価値）を見出すことを手伝う。また女性への差別や搾取、暴力を容認するようなジェンダーについては、はっきり否定的な立場をとる。差別や暴力にさらされて不適応を生じている女性は「未熟者」や「病者」ではなく、問題はそれを許す社会であり、「変わるべきは社会」という意識を持って心理的なケアやサポートにあたるのである。これは、河野（1999）がフェミニストカウンセリングの基本理念として述べる「脱病理化」である。

　脱病理化とは、さまざまな事象の結果生じた病理や症状にだけ目を向け、その背景にある「女性への圧力や暴力」「女性が抱える生きにくさ」を見過ごさないようにすることであり、また「容易にクライエントを『病者』と見なさないこと」「クライエントといわゆる健康な人との間に連続性をおくこと」（河野〔2003：11〕）である。

　このことは同時に、フェミニストカウンセリングが、カウンセラーとクライエントが、治療する側・される側であるとの隔たりを越えて、「平場（フェアな関係）」をめざしてきたことにもつながる。つまりＣＲ（意識覚醒のグループ）に原点をもつような、同時代・社会をともにする女性の共感と支持によって、クライエントが取り組む課題は、カウンセラーが、女性として生きる際に担う課題を共有するという視座に立つのである。

4．「職業」としての位置付け

　カウンセリングの事業が軌道に乗ってきた85年に"なかま"は、中野区のマンションの一室から、拠点を新宿区の四谷に移し、講座を実施する大部屋と面接室二つを含む事務所を借りて規模の拡大を図った。スタッフが出資者

となり、組織を有限会社にしたのである。これは、スタッフが共同出資者となることで、河野が主催する個人のルームという枠組みをはずし、平場の（対等な）関係で、会社としての"なかま"を運営するためであった。河野は、カウンセリングを商品として提供する方針をもった。フェミニストカウンセリングによって一定の収益を上げて、そこで働くスタッフ（カウンセラー）が、自らの生活基盤をつくれるだけの経済力をもつことをめざした。これは男性への経済的依存が女性の意思決定や行動をせばめるとして、女性の社会進出を進めてきたフェミニズムの理念を、まさに「具現化」させることでもあった。賃金として一定水準の報酬を得ることは、社会的な承認を意味し、職業上のアイデンティティの形成や自尊感情にも大きく影響を及ぼす。ローラ・ブラウンは、「フェミニストセラピィストは、彼女自身が十分に保証されていると感じられる最低の料金について自らの感じ方を正直に検討し、料金制度の最低としてそれを使うべきだ」と述べる。なぜなら「自分の仕事を安く売る過程をモデルにしているとき、他の女性との平等に価値を置いているとは言いがたい。同時に高度な学位や高給を支払われていないことを理由に、女性や女性の仕事が不平等になりがちという考えを強化する構造を作ってはならない」（Rosewater & Walker〔1985＝1994：258〕）からである。

「有料化」に関連してしばしば問われるのは、専門家としての位置付けである。シスターフッドの精神のもと「治療する側・される側」の隔たりをなくそうと生まれたフェミニストカウンセリングが、専門家としてクライエントと一線を引くことへの疑問である。しかしこれは、カウンセリングという職務を担った時点で内包する課題であった。カウンセラーが一定の知識や情報を持つこと自体、すでにクライエントと力の差が生じているからである。専門性にからむ「力の差」をどう埋めるかについては、河野の以下の指摘が示唆に富む。

> 専門家であるカウンセラーはさまざまなパワーを持っている。これは望むと望まざるとに関わらず属性としてついて回る。〔略〕専門性とはカウンセラーがいかなるパワーを与えられ、それがカウンセラー――クライエント関係にいかに操作されているか敏感であることだ。その絶えざ

る相対化は必須であるし、さらにそれはクライエントとの関係においてなされるものである（河野編〔2004：21〕）。

　反面、カウンリングの「有料化」は、カウンセラーとクライエントの力関係を脱する（対等性をもたらす）働きも持つ。クライエントは、代金を支払うことでカウンセリングを「サービス」として「買う」ことができるからである。「奉仕」や「施し」を受けるのではなく、自分の意思でそれを選ぶという自発性が生まれる。代償を払うことで、それに見合う結果を得たいとの意欲も生じる。カウンセラーへの批判や怒り、カウンセラーと対峙する場面（カウンセリングのなかでは重要なプロセスでもある）で、遠慮や引け目を持たずに自分の気持ちを表現しやすい。フェミニズムの視点から加えれば、カウンセリングで代価を払う行為は、他者との間でつねに従者であることを奨励されてきた女性が、自分の手で、自己成長のプロセスを得るという「主体性」獲得の意味も持ったのである。

5．自治体との連携による発展

　日本でフェミニストカウンセリングが定着し発展した背景には、自治体の女性政策事業との関係を抜きには語れない。国連は75年に国際婦人年（International Women's Year）として、女性に対する差別の撤廃・女性の地位向上をめざす「世界行動計画」を採択後、各国政府に自国の「国内行動計画」の策定を要請した。"なかま"を開設した80年は、まさに日本で各政党や行政団体が、女性の地位向上にむけて具体的取り組みをはじめた時であった。女性政策展開の一環として増設された女性センターや、公民館や社会教育会館が、こぞって地域に開かれた新しい女性講座の企画に力を注いでいた。自治体が求める新しい視点をもった女性講座に、米国の女性運動のなかで発展したフェミニストカウンセリングのグループワーク（自己表現トレーニングやＣＲ）が合致した。当時はめずらしかったカウンセリング理論を交えた「女性のための自己発見講座」は、受講者参加型の体験学習（ワークショップ）の形式をとり、受講者の好評を得た。一方的に講義を聞く学習と

は異なるワークショップ形式の講座は、受講者同士の交流を深め、講座終了後、自助グループとしての活動を続ける女性グループも出てきた。女性センターは、こうした女性グループに対して、市民活動の支援事業として、勉強のための場所や情報を提供して積極的にその育成を助成した。自治体が主催する講座は、無料であることや生活圏内にある身近さで、経済力が弱く、子どもを抱えて遠出ができない女性の参加（女性講座では保育サービスを伴うことが多かった）を促した。「女性解放運動」といえば警戒したかもしれない女性たちが、自治体が提供する公開講座として安心して参加した。フェミニストカウンリングは、実践と仕事の場としての機会を得、自治体にとっては、女性の啓発・自立支援という新しい領域を提供する協力者を得たのである。「フェミニストセラピィ」として看板を抱え、有料でカウンセリングを行う民間ルームまでは、おそらく届かなかった女性たちの声を聞くことができ、また「女性のための講座」という気安さや楽しさのなかで「女性の精神的な自立」に向けてのメッセージを発信できたのである。

6．女性センターにおいて相談業務を開始

　88年に"なかま"は、足立区女性センターから新しく立ち上げる女性相談業務を委託された。センターの職員から従来の市民相談とは異なる自立援助をフェミニストカウンセリングの視点で実施したいという要請を受けてのことであった。それまでの市民相談や婦人相談は、社会における女性差別を認めつつも、その環境下でいかにうまく適応・対処できるかということが重視された。つまり「男女平等」の視点というよりも、妻として、嫁として、寡婦として、職業婦人として社会に適応し、生活上の破綻を防ぐための助言や情報提供が中心だったのである。相談担当者は、いわゆる有識者や教育者であり、常識・良識ある婦人のあり方を教え指導するという視点に立ちやすかった。行政の女性相談でジェンダーの視点でカウンセリングを実施したのは、足立区の女性相談が初めてであり、その後、足立区の試みは、他の女性センターにも広がっていった。

7．フェミニストカウンセラーの養成

"なかま"では、カウンセリングのほか、85年からはフェミニストカウンセリング養成講座（以下ＦＣ講座と略す）を開いた。週に１回（２時間）、２年間の講座を通じてフェミニストカウンセリングを学ぶ。受講者は、実生活で女性への差別や抑圧に直面して解決の糸口をフェミニストカウンセリングに求める者、カウンセリングやグループワーク終了後、さらに自己探求をすすめようとする者、また女性のための支援活動を行う者が心理援助の必要性を感じ、「女性支援のためのカウンセラーが不足なら、自分がなろう」と門をたたく者もいた。河野は講座の目標を教養としての勉強に終わらせず、具体的な活動やキャリアにつなげていくことに置き、講座修了者がフェミニストカウンセラーとして活動できる場づくりを奨励したのである。

90年以降、河野は"なかま"を離れ、大阪をはじめとして関西（後に千葉）に拠点を移すが、その間も積極的に民間のフェミニストカウンセリング・ルームの立ち上げを援助した。94年には、「フェミニストカウンセリングなごや」が開設、95年には、「ウィメンズセンター大阪」のＦＣ講座修了者を中心として「フェミニストカウンセリング堺」が、また京都で河野と共に講座を立ち上げた井上摩耶子が代表となり「ウィメンズカウンセリング京都」がルームを開設している。さらに講座を修了した者たちが中心となって各地でフェミニストカウンセリングの活動を広げていった。94年に「フェミニストカウンセリング研究連絡会」が発足し、第１回大会が東京の八王子で開催されると、女性問題とカウンセリングの結託に関心を持っていた多くの女性グループを巻き込み、その活動はいっきに全国規模に広まっていった。

90年代、河野が関西に拠点を移動した後、"なかま"では残るスタッフで講座をひきつぎ、フェミニストカウンセラーの養成に努めた。各地の女性の活動グループの依頼を受けて講師派遣し、ＦＣ養成講座を行うこともあった。

90年代半ばまでに生まれたフェミニストカウンセラーを第一世代とするならば、その多くは民間フェミニストカウンセリングルームの講座を中心に誕生している。これはフェミニストカウンセリングが大学の心理学、カウンセ

リング教育のなかに組み込まれていないからでもある。逆にこのことが、女性としての実生活の経験を踏まえたカウンセラーを育成し、伝統的な大学教育の「学問」としての枠に縛られず、女性運動や活動の実践を取り入れることができた理由でもあった。相談者の問題を、カウンセラーが自らの体験を交え「女性の抱える地続きの問題」として捉えていく（ある部分援助者―被援助者の壁を取り払っていく）ことにつながったのである。

8．「女性相談業務」の拡張とカウンセラーの「資格化」

「女性や子どもへの暴力防止対策」が社会の急務となった90年代半ばから2000年は、フェミニストカウンセリングにとっても大きな転換期であった。2001年の「ＤＶ防止法」が成立すると、各地方自治体で「女性への暴力防止と被害者支援」関連の業務立ち上げが相次ぎ、市役所や町役場でもＤＶの相談窓口を設けるようになったからである。これを受けて、民間ルームへの相談員委託が増し、フェミニストカウンセリングを学んできた者も多く女性相談関連のポストに就いた。非常勤やパートや臨時職員と賃金待遇や身分保障は低いものの、女性相談の現場を求めていた者にとっては、就労の機会を得るまたとないチャンスであった。さらにこの時期、多くのフェミニストカウンセリンググループがＮＰＯ法人となり、自治体との連携を深めていった。フェミニストカウンセラーの需要が増すにつれ、その社会的な責任も増し、資格を求める声もあがってきた。自治体の相談現場では、医療、警察、司法、福祉と関連機関の担当者との協力が欠かせないが、そこでの担当者は有資格者である。現場で周囲と対等な協力的な関係を築いていくにはそれに伍した力が求められる。また臨床心理士の社会的進出によって、資格を持たないフェミニストカウンセラーは、相談員のポストを失いかねないという懸念もでてきたのである。経験年数の少ない相談員にとっては、実践力をつけるためにケース検討やスーパーヴィジョンが欠かせないが、臨時やパートの相談員にその機会はなく、あってもジェンダーの観点を持たないかジェンダーに批判的なスーパーヴァイザーの指導のもとで戸惑う状況も生じてきた。これらの教育・研修に伴う対策は、民間のカウンセリングルームが単独で対処

できるものではない。2001年に設立した「日本フェミニストカウンセリング学会」は、翌年より所定の訓練を修了した者に対して「認定フェミニストカウンセラー」の資格を定めた。ここでも民間カウンセリングルームのメンバーが主軸となり、教育訓練の企画を練り、理事や講師をつとめた。資格をめぐり反対を唱えて離反していくメンバーもいたが、新たに女性相談関連の従事者が、教育の場と「資格認定」を求めて学会に加わるようになったのである。

9．民間フェミニストカウンセリング・ルームの課題

　上述のように民間のフェミニストカウンセリング・ルームは、これまでフェミニストカウンセリングの誕生から、カウンセラーの育成・教育・情報発信元として中核的な役割を担ってきた。しかし昨今、女性相談の領域にフェミニストカウンセリングが浸透する反面、民間ルームのカウンセリング業務が衰退するという皮肉な事態が生じている。理由は自治体の女性相談の普及によって、有料の女性カウンセリングへの需要が減ったこと、とくに都市部では、病院をはじめ、カウンセリングルームやクリニックが増加しており、「フェミニストカウンセリング」の特殊性をアピールすることが難しくなったためである。今、民間のフェミニストカウンセリング・ルームでは、自治体の相談とは違った独自の役割や意義が問われてきている。では、その役割は何なのか。自治体の相談業務は当然ながら政治的な動向に左右される。とくに現在では、男女共同参画へのバックラッシュによって規制がかかってきている。それに加え、経費削減のあおりや、公共性を持つということから、一人に要する相談回数に制限が課せられるようになってきた。

　また、女性関連の相談が拡大するなか、ＤＶ、セクシュアルハラスメント、児童虐待と、相談内容や相談機関（や手段）によって、それぞれの領域に応じたマニュアル化が進んだ反面、女性に降りかかる心理的問題を社会の脈絡で読み解く力が弱くなっているとの感も否めない。女性への差別や抑圧は、現在なお社会に存在している。むしろ昔とは違う複雑さや巧妙さをもって生じている。小柳は「『暴力や虐待の問題』と、いわゆる日常生活（一見

平和に見える生活）の中にある『女性の生きにくさの問題』がどのように結びついているのか、それを複雑な時代背景をからめて分析し、そこから抜け出していくための提言やアプローチを行っていけるのは、自治体の相談現場のようにさまざまな制限を持たず、特性を発揮できる民間開業の持ち味でもある」と述べる（河野編〔2004：114〕）。

　今後、女性相談は、心理・福祉・医療を中心としたネットワークのもと専門化し、より細分化していくだろう。しかし女性に降りかかる諸問題は、心理・社会的な構造下でつながっている。それを分断化せず、「女性のメンタルケア」としての視点で、相互の連携と発展に貢献するのは、フェミニストカウンセリングの要を担ってきた民間開業ルームの役割であると考える。

引用文献

江原由美子　1985『女性解放という思想』頸草書房
Rosewater, Lynne and Walker, Lenore 1985 *Handbook of Feminist Therapy* New York : Spriger Publishing Commpany Inc.＝1994　ローラ・ブラウン「フェミニストセラピィ開業の倫理とビジネス」河野貴代美・井上麻耶子訳『フェミニスト心理療法ハンドブック』ヒューマン・リーグ
河野貴代美　2003「フェミニストカウンセリングの理論化（パート2）―技法をめぐって」『フェミニストカウンセリング研究 VOL 2』新水社
河野貴代美編著　2004『フェミニストカウンセリング　パートⅡ』新水社

参考文献

河野貴代美編著　1999『フェミニストカウンセリングの未来　シリーズ〈女性と心理〉　第4巻』新水社
横浜市女性協会編　1997『女性施設ジャーナル　3』学陽書房

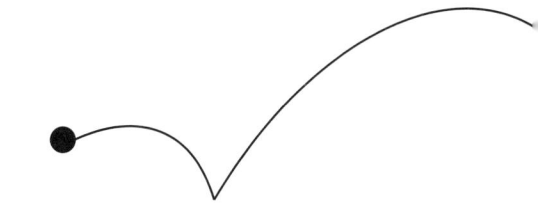

第 2 章

女性のための相談業務のいま

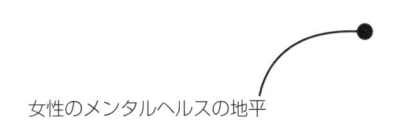

女性のメンタルヘルスの地平

はじめに

　本章は本研究プロジェクトがおこなったアンケート調査の報告、および北海道、関東、東海、九州、沖縄地方の施設・機関37カ所を9人の研究員が訪問し、聞き取り調査をした結果である。アンケートの質問項目と聞き取り調査の結果は、後の資料編を参照していただきたい。紙面の関係上、聞き取り調査の内容を非常に割愛せざるをえなかったのは残念である。このときにいただいたコメントは、アンケート結果の分析のなかに匿名で挿入させていただいている。

　聞き取り調査は数字の多い、客観的すぎるとさえいえる資料になったが、面談のさいにはインターヴューに応じていただいた職員や相談員の困惑や苦渋、だが真摯な応答に、大いなる共感や感謝や尊敬を持つと同時に、残念さや疑問を私たちは感じてきた。このような率直なやりとりこそオープンにし、非医療機関における相談業務の意義や問題点を遡上にのせることができれば、今後の活動にいかに資するかは言うまでもないが、それはかなわなかった。またいくつかの施設・機関では、聞き取り調査要約の掲載に同意を得られなかった。

　地域社会でも保健所、精神保健センター、市町村機関の市民相談、苦情相談、あるいは昨今行政が力を入れている子育て支援センター等で、たくさんの相談業務が執り行われている。その範囲も狭義の精神保健から、法律相談、健康相談、生き方相談まで幅広い。また公的機関を除いて、相談員の専門性や身分は多様多岐にわたる。このような業務は当然非医療機関で行われているわけだが、それがどのような意義をもち、相談員はいかなる身分や教育出自をもつのかは概して問われていないようだ。「求められるからする」のか、「するから求められる」のか。ここにはニワトリと卵に似た循環がある。第3章の竹村論文に「人間の欲望は他者の欲望だ」というラカンの有名な文言が説明されている。

　本章のアンケートで取り扱った機関は、序章で述べたように、女

性のメンタルヘルスにかかわる非医療相談機関・施設の一部である。それらは明確に女性のための相談であり、女性相談所のように根拠法を持つ相談施設もある。そこには、男性とは異なった位相における女性固有の問題が存在し、そのための固有の処遇が必要であるということが合意されている。

　本来電話相談は「命の電話」のように危機介入の方法として取り入れられたものだが、多くの調査対象機関で、現在このタイプの相談が行われている。利便性や匿名性においては比類ない特長を持つが、同時にマイナスの機能―依存性や利用の占有性等―を持っているのも事実である。電話相談はやがて、北欧諸国に発達したインターネット相談に道を開いていくのだろうか。

　相談の主訴分類は、本研究の柱の一つであった。主訴をいかに分類し、それをどのように表現するかは、訴えをどう取り扱うかに深くかかわる。たとえば女性センターにおける相談業務は、女性政策に還元され、女性を取り巻く状況を変革する重要な現場からの声として聞くべき事項であろうから（上野千鶴子対談集『ラディカルに語れば……』「フェミニストカウンセリングの現場―河野貴代美との対談」平凡社参照）。

　学術組織にたいする期待には、コメントが少なく、スーパーヴィジョンのような大学からの下方的活動の期待が多かった。大学は現在大きな変革期にあり、だからこそ組織運営を刷新しなければならないのだが、いずれは現場との連携を対等でより密接な、いってみれば、双方向性レベルに構築する時がくるであろう。来なければならない。現場はぜひそのような発信元であっていただきたい。

　ごらんいただけばおわかりのように、諸機関・施設は相談業務において大きな質的・量的差異がある。各節の分析結果から何らかの示唆を受け取っていただければ幸いである。

（河野貴代美）

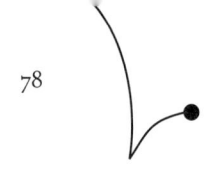

第1節

調査の方法

遠藤みち恵

(1) アンケート調査
＜調査対象＞
　全国の女性センター197カ所、全国の女性相談所47カ所、民間開業135カ所、女性のための相談業務を行っているＮＰＯ法人41カ所を対象に調査を行った。
　なお、民間開業は、『臨床心理士に出会うためには』(2003)に掲載されている民間開業カウンセリングルームの中から、地域に偏りがでないように無作為抽出とした。
＜調査期間＞
　2003年10月から12月。
＜調査方法＞
　上記の対象施設・機関に、郵送によるアンケート調査表配布を行い、女性の相談にあたっている相談員・カウンセラーに回答を依頼した。
　本章では、回答が得られた、女性センター271件、女性相談所93件、民間開業57件、ＮＰＯ法人76件について、その結果と分析を報告する。
　アンケート調査表と集計結果（抜粋）は巻末に添付した。

(2) 聞き取り調査
＜調査対象＞
　女性センター21カ所、女性相談所5カ所、民間開業7カ所、ＮＰＯ法人5カ所に聞き取り調査を行った。
＜調査期間＞
　2004年1月から8月。

＜調査方法＞

上記の対象施設・機関に、まず、郵送で下記の調査項目を配布した。その後各機関を本研究の研究員が訪問し、当該機関が選択した職員および相談員に対して、個人面接法による聞き取り調査を、2時間程度行った。なお、同意を得て録音記録を行った。

＜調査内容＞

調査項目は以下の7項目である。

① 当該施設・機関における相談業務の一般的機能と組織。
② 当該施設・機関におけるメンバーの配置や問題点（雇用形態と専門性をどのように捉えているか等）。
③ 相談の内容、また相談の分類をどのようにしているか。主訴分類では、時代の変化に合わせて改善している部分があるかどうか。あるとすればどのようにか。
④ 電話相談と面接相談の連動性をどのように捉え実践しているか。
⑤ 相談業務設置の初期と比較して相談者の動向に変化があったかどうか。（とくに女性の心理的位相の変化として）。
⑥ 現在の個別的ないしは総合的な問題点。とくに存在意義をどう捉えているか。また相談業務やそこで得た知見を、地方自治体の施策や地域社会に反映しているか。しているとすればどのようになされているか。
⑦ 学術レベルと民間開業カウンセリングの協働性への期待。大学に望むこと。

〈注〉 聞き取り調査の概要は、了解を得られた施設に関しては巻末「資料編」に収録した。

参考文献

日本臨床心理士会編　2003『臨床心理士に出会うためには』創元社

第2節

相談員のプロフィールと専門性

遠藤みち恵

(1) **相談員のプロフィール**
＜結果＞

　アンケート調査において、設問1－3「性別」、1－4「年齢」、1－5「雇用形態」、1－6「相談員としての経験年数」に、相談員のプロフィールに関する項目を設けた。結果は別表（資料編 P. 187－188）の通りであった。

＜考察＞

　類似の施設での経験を含む相談員としての経験年数は、女性センターと女性相談所、およびＮＰＯ法人において約50％が5年以下と回答したのに対し、民間開業では60％以上が10年以上と回答した。

　民間開業に比べ、女性センターや女性相談所では経験の短い相談員の比率が高いのが歴然としている。こうした相違は、相談業務を私的・営利目的機関の事業として成立させるためには、相談員が臨床家として充分な経験と実績をもつことが必要であるという民間開業の明確な意向によるが、これは同時に公的機関における課題を浮き彫りにしている。

　たとえば、女性センターにおいて3～5年の経験年数が高い理由として、ＤＶ防止法制定（2001年）後の相談事業開始・拡大が挙げられるが、それまで女性相談の経験を持っていないさまざまなバックグラウンドを持つ者が相談業務を担うことになったり、教育訓練を十分に受けていない相談員が相談を受けざるを得なくなった可能性が考えられる。また、相談員の雇用契約更新が制限されるいわゆる「雇い止め」の影響も無視できない。聞き取り調査でも、『雇い止めで最長3年』（以下、『　』は聞き取り調査の引用）といった報告が複数なされた。『相談員の上司が、異動でたまたま女性相談の担当になり充分な知識理解がない場合や、他部門との兼任で多忙な場合など、相

談員との連携をとることが難しい』という状況に併せて、相談員が次つぎに交替していては、『相談施設全体でのノウハウの蓄積がしにくい』のも当然であろう。

　女性センターは90％以上、女性相談所ではほぼ80％が、嘱託やパートを含む非常勤職員（以降、非常勤）で占められていたが、非常勤の割合の高さと、女性相談員の比率の高さは無関係とは言い難い。非常勤という雇用形態は厳しい待遇が推測される。たとえば勤務時間は、『週4日、30時間勤務』『常勤の4分の3を超えない』といった報告からも、不規則な勤務を行っていることがうかがわれる。これに対する報酬は、聞き取り調査においては具体的な金額の報告はほとんどなされなかったが、女性センター相談員公募（2004年度）の資料から推計すると「土日祝日を含む9時から21時半を、月16日のローテーション勤務で年収240万円弱」であり、『拘束は長く、負担に対して待遇は良いとは言えない』という評価は否めない。時給換算すると非常勤よりも高い報酬だとみなされることもある業務委託の場合も、たとえば『開設時から10年以上、同じ金額で、だいぶ格安でお願いしている』という報告にあるような水準であり、しかも『週1日4時間』『月2日3時間ずつ』といった勤務日数では、とうてい他のフルタイム就業は望めず、相談員の経済的自立は難しい。

　さらにこれらの雇用契約は、いずれも審査を経て1年更新と定められている。『男女平等推進の観点から支援を行う』ために、もっとも市民に近い援助の現場が女性センターと女性相談所であると言えるが、これらが、不安定なパート勤務でも生計が成り立つ「女性」の採用を前提に運営されているとすれば、非常に大きな矛盾をはらんでいると言えるのではないだろうか。

　また、報酬や勤務時間といった物理的・経済的な待遇のみならず、『相談室の住所は公開され入室も自由である。ＤＶ被害などの相談を受けている場合、加害者からの報復の危険性があるが、避難経路など安全対策がとられていない』といった安全性の問題や、あるいは緊急性が高く困難な事例が多く、相談員の負担が増大しているにもかかわらず、相談員自身の心身のケアへの配慮がほとんどなされていないといった問題も大きい。

　女性センターや女性相談所では、20代、30代の相談員が全体の10％程度に

留まり、相談事業を担う次世代の育成が課題となりうることがうかがえるが、こうした不安定な雇用や劣悪な待遇は有能な人材確保をも難しくさせる。

　ＮＰＯ法人が、資金的に逼迫している（遠藤〔2004：264〕）ことが多いにもかかわらず、20％以上の常勤を擁していることは、積極的な運営努力の表れとして評価される。30％以上が雇用形態の設問に無回答であったが、その理由や詳細は不明である。相談員自身がＮＰＯの会員の場合も多く、「雇用形態」という用語がなじみにくかったことも一因であろう。また、たとえ有料の相談（22.4％のＮＰＯ法人で実施）を行っていても、相談員自身は「雇用されている」というより、ボランティア的な意味合いが濃い「活動への参加」という意識が強い所以とも考えられる。ただし、20代の回答者がいない点は、今後の活動の展開に人材確保が鍵となることを示している。

(2)　相談員の専門性
　①行政機関から相談員への期待
　＜結果＞
　女性センターや女性相談所といった公的機関の相談員は、クライエントのニードと、雇い主である行政機関の期待の双方に応える必要がある。クライエントのニードにどこまで応えられるかという点でだけ評価される民間開業やＮＰＯ法人と、この点で大きな相違がある。

　行政機関の期待を示唆するものとして、相談員募集の条件や採用審査の方法が考えられよう。聞き取り調査では、『資格や学歴、臨床歴等は問わない』『応募条件としては、男女平等参画についての理解と、相談・カウンセリング等に関する専門的知識・実務経験を有し、意欲を持って職務にあたることができる者としているが、相談経験がない者も採用されている』といった採用の条件、『ジェンダーや男女平等の視点の有無について』『女性センターの機能や仕事への意見』といったテーマの論文審査を併用しながら、主として面接審査中心の採用が行われていることが報告された。また『人柄中心で採用してきたので、使命感、責任感はあるが、野心や欲がない人が相談員となっている』『行政職が人事異動で配置される』との報告もなされた。

<考察>

　公的機関の職員として、さらには相談員という専門職の採用としては、非常に曖昧な採用基準であると言わざるを得ない。相談に専門性が必要であることへの理解が欠如していると言ってもよいだろう。『基本的には臨床心理士、もしくは資格取得予定者』としている民間開業や、『市民活動や専門家として女性問題をやってきた者が、必要性を感じて立ち上げた』『かつての当事者、すでに相談経験を持つこと』といったＮＰＯ法人とも対照的である。そもそも人柄、仕事への意欲、責任感といったものは採用以前に満たされているべき基準であろう。曖昧な採用基準は、曖昧な方向性と表裏一体であり、『臨床心理士、弁護士、医師による相談は専門相談だが、女性センターの相談員はとくに専門家としては位置付けていない』という不明確な位置付けや、先述した待遇の低さにもつながるであろう。また、面接中心の採用は、一見、公平な全人格的な審査であるかのように見えるが、『相談事業を運営する者のみが審査にかかわる訳ではない』『審査する側がどこまでジェンダーの視点を持ち、女性に関する問題に関心があるかは把握しきれない』との報告からも、課題を含んでいることが示唆される。公的機関であるからには、相談事業の目的に適合し、市民にも明確に提示できる採用基準、採用方法を検討する必要がある。

　もちろん筆者は、学歴や資格等を絶対視している訳ではなく、これらは専門職としての最低限の条件は満たしているということを示すものにすぎないと考えている。つまり、相談員の業務には学歴より継続した研修・訓練が不可欠であり、また資格は相談員が独善に陥らず、より一層クライエントへの高度なサービスを提供できるように、今後も研修や教育訓練を継続する基盤保証の一つであると考えている。実際、各機関が独自に相談員の研修を行っていくことは、『教育訓練に関する予算的なものはほとんどない』『ＮＷＥＣや県の研修機会などには交替で出席するようにはしている』という報告からも、なかなか難しいことが予想される。また、『定期的なケースカンファレンスやスーパーヴィジョン、外部講師による研修』などが首都圏や大都市圏の機関から報告されたが、相談員を指導できる人材や機会が多い地域であればこそ、こうした研修が可能であることを表しているとも言えよう。厳しい

待遇の相談員自身に『(研鑽が) 任せられ』『自費で休日に研修・訓練を受ける』ことは、各相談員に過剰な負担を強いることにもつながるであろう。こうした事を鑑みると、資格制度の活用は、相談機能を高めるために現実的な選択肢の一つではないかと思われる。

②相談員の専門性

＜結果＞

アンケート調査において、設問３－１「学習歴」、３－２「相談業務に役立っている経験や方法」、３－６「相談員への志望動機」に、どのような経歴を経て相談員となり、現時点での相談員としてのありかたに関する項目を設けた。結果は別表（資料編 P.190－192）の通りであった。

＜考察＞

いずれの機関でも60％程度の相談員は、大学や大学院での教育や、相談員のための養成講座などの何らかの専門家教育を受けている。つまり臨床心理士の資格取得が前提となっている民間開業のみならず、女性センターで40％、女性相談所で半数の相談員が心理学等の専攻を修了し、援助に関する高等教育を受けていることが示されている。

こうした教育を受けて、相談員となっていく志望動機は多様である。傾向としては、女性センターとＮＰＯ法人では「女性はまだ被差別的状況にあり、フェミニズムの視点で相談ができるから」「女性の自律・自立には相談のような話し合いがもっとも有効だと思うから」といった女性に対するフェミニズム志向援助への意欲が高く、民間開業と女性相談所では「心理的援助が好ましい仕事だと思うから」「心理的援助が自分にあっているから」といった仕事自体に対する意欲が高いといえるかもしれない。

そして実際に相談に携わっていく上で役立っているものとして、女性センターと女性相談所とＮＰＯ法人では「女性として生きてきた経験」が他を大きく引き離して挙げられていることと、民間開業では「女性として生きてきた経験」「心理臨床の教育訓練」が挙げられていることが興味深い。専門性において、女性としての経験は過小評価されがちであるが、自分自身の体験を深めていくことと、心理臨床の教育訓練を重ねていくことの両方が、相談員の専門性を高めるために必要であることを自覚しているのではないだろう

か。また、村瀬の「自分の資質を高めるというのは、やっぱりいい意味での素人性を失わない、それを保持しつつ専門家としての課題の最先端をみつめて努力をする。それをいつも自分のなかで拮抗させて持ち続けることができるかどうか」(村瀬〔2003：269〕)という指摘にも通じると考える。

　また、『相談員は研究したいという人では困る』という報告があったが、本来、研究と臨床活動は相反するものではない。筆者も、尊敬する心理カウンセラーから「臨床活動に関する研究は、市民（クライエントを含む）への貢献につながり、心理カウンセラーとして義務である」と指導され、「自分の臨床活動をまとめることは、臨床家としての力を伸ばす」という言葉に励まされてきた。論文執筆等の研究が業績のため行われていると批判されるのは、目的と手段が間違っているからであり、本来、心理カウンセラーの研究活動は、臨床家としての体験を深めるために行われるのである。学術学会での活動や研究活動等は「権威主義」「業績主義」を理由に一概に否定されるべきものではないと考える。

　村瀬は、「心理臨床で用いられる用語や技法はどちらかというと抽象度が高い。〔略〕抽象的表現に内包されている具象を大切にしたい」(村瀬〔2004：163〕)と述べているが、とくに公的機関やＮＰＯ法人の相談員の持つ「具象」の蓄積を活かすためにも、抽象性をさらに洗練させていく必要があるのではないだろうか。そして洗練のためには、自分の臨床活動をふりかえり、文章（論文）にするなどの研究活動が、非常に役立つのではないかと考える。「具象」と「抽象」は両輪であり、心理カウンセラーが体験を深め、専門性を高めるために不可欠なものである。

　また、詳細は第２章第６節「大学との協働」にゆずるが、大学は学術的な知見の蓄積があり、臨床家の教育機関としての役割も大きい。学術団体の諸活動への参加を通じて、相談員側からこれらにコミットしていくことも必要であろう。

(3)　相談員や相談業務から得た知見の反映
＜結果＞
　アンケート調査において、設問２－１「相談業務を行う理由・意義」に、

相談業務を行う理由や、そこから得た知見がどのように反映しているかに関する項目を設けた。結果は別表（資料編 P.189）の通りであった。相談業務から得た知見を、施設の事業や自治体の政策に反映できるとする回答は、公的機関やＮＰＯ法人において40％程度、民間開業では20％を切る回答であった。

聞き取り調査では、行政機関との連携はとくに行っていないと回答する施設も複数あった。他方、『月一回、当該区との連絡会を実施し、前月の相談概要、対応などについて報告している』『裁判所、警察、支援センター、精神保健福祉センター等がメンバーとなっているＤＶ被害者支援ネットワーク会議に参加している』『県内の女性センター18カ所の連絡会議を開催している』といった報告がなされた。

＜考察＞

公的機関の場合、相談員から行政機関への情報提供は、相談記録や報告によって定期的に行われている。また、複数の女性センターからのネットワークに関する報告からは、ＤＶ被害に関する支援を中心に、行政機関との連携が積極的になされていることがうかがわれる。『ＤＶ被害者を対象としたグループワークの講師を依頼されている』という報告は、個別の面接相談や電話相談とは異なった形態で、相談員の知見が直接的に女性のために活かされている例と言えよう。

しかし、『受理会議に管理職が出席し、相談内容から把握できるニーズを事業や行政施策に反映している』とまで明確に報告する機関は少ないのが実情であり、アンケート調査において、知見の反映に対する低い評価にもこれが表れている。行政機関と雇用関係にある相談員や、業務委託を受けている民間開業の立場からすれば、提言にはおのずと限界があるだろうし、有効な発言の機会が少ない民間開業やＮＰＯ法人も多いであろう。こうしたことを踏まえて、相談の現場から得られた知見を積極的に吸い上げるシステム作りが望まれる。

また、民間開業の『大学のセクシュアルハラスメント相談室へのスタッフ派遣も増えてきている』との報告からは、相談員の知見や経験が、行政のみならず、大学などの組織にも活用されていく可能性を示すものとして注目さ

れる。

引用文献

遠藤みち恵　2004「ＮＰＯ法人・ＮＧＯ・草の根グループの実践」河野喜代美編『フェミニストカウンセリング　パートⅡ』新水社
村瀬嘉代子　2003「電話相談の考え方とその実践―座談会いのちの電話」『臨床心理学』3-2
村瀬嘉代子　2004「心理的援助と生活を支える視点」『臨床心理学』4-2

第3節

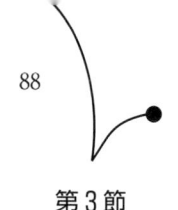

電話相談

遠藤みち恵

(1) 電話相談実施の状況

＜結果＞

　アンケート調査において、設問1－8「相談の形態」、4－1「電話相談の実施の方法」に、面接相談と電話相談がどの程度併用され、電話相談がどのように実施されているかに関する項目を設けた。結果は別表（資料編P.188、P.193）の通りであった。

　聞き取り調査においても、民間開業を除くすべての機関で電話相談が行われており、『女性の抱える広範な悩みの相談窓口である一般相談において、2023件（2003年度）の相談のうち75％以上が電話相談であった』『こころの悩みなんでも相談において、2003年度実績1915件のうち72.7％が電話相談であった』といった報告がなされた。

＜考察＞

　女性センターや女性相談所といった公的機関では、たとえ交通至便な都市圏であっても、相談事業における電話相談の割合がかなり高いことが示唆される。いずれの機関でも共通して60％以上が、「地理的に相談に出向けない人が、電話なら相談できる」「家を離れないで相談できる」を電話相談の意義に挙げており、電話相談の物理的距離を問わない利便性が認められていると言えよう。

　さらに公的機関では、『体調不良とか、遠距離とか、夫が怖くて出られないとか、電車に乗れないといった場合は、イレギュラーで継続的な電話相談も受ける』『電話か面接は相談者の希望により、電話相談も面接相談と重ならない時間帯に前もって予約を取る』といった報告にあるように、面接相談と電話相談の位置づけの差異は明確ではなく、交換可能な相談手段として、

あくまでクライエントの希望によって選択されていると考えられる。一方で、民間開業における電話相談は、『初回は面接相談に限り、クライエントが電話カウンセリングを希望する場合は、担当カウンセラーとの間で話し合いを経て決める。電話カウンセリングも面接相談と同様の時間枠、料金を設定している』との報告にあるように、遠距離や体調不良などのクライエントの状況に配慮しながらも、電話で相談を行うことの意味について相談の場面で話題にし、慎重に検討してから行われている。

　公的機関での電話相談と、民間開業でのそれは実施方法に大きな相違があるといえよう。こうした相違は、公的機関の相談事業が市民サービスの一環として行われ、より多くのクライエントが利用しやすいように、面接のみに限定しない相談手段として電話相談が実施されているのに対し、民間開業では、相談に関わる「契約」が成立してから相談が開始されるという、相談の位置づけの相違を表していると考えられる。

　ただし、女性センターや女性相談所の60％以上が、「同じ相談員が面接相談と電話相談を同時間帯に担当している」現状では、クライエントの選択肢が増えても、その受け皿が充分とはいえず、『電話と面接を一人で担当していると電話に出られず、なかなか電話がつながらないとクライエントから不満を聞く』といった問題が生じるのは当然であろう。斎藤は「電話相談というのは、きちんとシフトを決めて、その時間は他のビジネスに絶対にあてない、「ながら」であってはいけない」（斎藤他〔2003：269〕）と述べているが、電話相談と面接相談の「ながら」も避けるべきであると考える。

(2)　**匿名性と電話相談依存の問題**
＜結果＞
　アンケート調査において、設問4－3「電話相談の意義」、4－4「電話相談の問題点」に、電話相談の意義と問題点に関する項目を設けた。結果は別表（資料編P.193－194）のとおりであった。電話相談の意義として、女性センター、女性相談所、ＮＰＯ法人では60％以上が「匿名性」を挙げていたが、民間開業では20％程度であった。また問題点としては、女性センターと女性相談所の60％以上が「電話相談への依存」を挙げたのに対し、民間開

業とNPO法人では30％程度であった。

　聞き取り調査においても、『常連が多く、ずっとかけ続けてくる人もいる』『電話相談はリピーターが多い。しかも悩みの吐きだしにとどまり、次になかなか進めない』『一日に何度も電話をかけてくるクライエントもいる』といった問題が報告された。

　<考察>
　匿名性は電話相談の大きな特徴であり、しばしば意義のひとつとして挙げられるが、いわゆる「常連クライエント」「電話相談への依存」の問題や、電話相談の困難さと密接な関連があるのではないかと考える。筆者も電話相談を担当しているが、負担や限界を強く感じるのは、匿名の常連クライエントの相談を受けている時である。とくに虐待・暴力等、事件や事故につながる可能性がある場合は、緊張を強いられ、「ここで相談を続けていって責任が持てるのだろうか」などと考えて、躊躇や警戒心が高まることは否定できない。

　もちろん相談員は、『調子が悪いとかけてくる。誰かとつながっていたいという気持ちだろう』『面接なんてとんでもないという人が、電話で少しでも心を開き、どこかに相談にでかけられる助走的な役割だと思う』という報告にもあるように、とくに公的機関の無料相談において、クライエントにとって唯一つながっている場という意味や、つながっていることで危機や緊急の場合にすみやかにより積極的な援助に連携できるといった意義を充分認識している。

　しかし相談は、相談員とクライエントが相互に何らかのコミットメントがなければ成立しない。「常連」「依存」と相談員が認識するクライエントと、継続のクライエントの相違も、コミットメントの相違にある。つまり「しばしばかけてくる」「相談時間が長い」から対応が困難なのではなく、相互のコミットメントが成立していないから、相談の枠組みが設定できず、継続して相談を受ける意義が見いだせず、対応に苦慮するのではないだろうか。筆者が、電話相談において負担や疲弊を感じる場合をふりかえってみても、コミットメントが不充分であるにもかかわらず、「相談員たるもの、高い集中力と感受性を維持して聴き続けなければならない」「相談員は聴き続けてく

れるものだ」といった相互の思い込みが肥大していく時に、ますます対応が難しくなっていくように思われる。

　また、匿名性という場合、クライエントの匿名性が注目されがちであるが、相談員の匿名性の問題もあることを忘れてはならない。

　高塚は「『匿名』のままでよいというスタンスは、信頼関係を樹立するための努力を双方から放棄させる結果をもたらす」（高塚〔2003：407〕）と指摘しているが、匿名性はコミットメントと相反する影響を与え、相談や適切な支援を難しくさせる。この点を十分に認識し、電話相談におけるルール等について検討が必要である。

　また、非医療機関における電話相談業務という視点で見ると、医療機関では患者は「出向かなければならない」が、電話相談の相談者はその負担が軽減される点が大きな特徴である。アウトリーチはこちらから手を差し伸べるという援助概念であり、ソーシャルワーク領域でしばしば行われる訪問、付き添いなどが代表的なものであるが、電話相談は、援助者が積極的に援助を申し出るいわゆるアウトリーチの一手段といえるだろう。他方、「あまりに容易であること」によって多くの課題を生むことも忘れてはならない。

(3)　**電話相談と面接相談の連動性**
＜結果＞

　聞き取り調査において、公的機関から、電話相談にインテーク機能を担わせているという複数の報告がなされた。たとえば、『初回は電話相談で、相談員の判断で面接相談に予約を入れる。2回目以降の面接相談は、相談員と事務局でケースカンファレンスを行い、必要性と行政の責任の範囲内と認めた場合に行う』『初回は電話相談でインテークを行い、継続相談は原則として面接相談となる。継続相談はインテークと同じ相談員が担当する場合もあるが、相談員の力量や経験に差があるので別の相談員が担当する場合もある』『相談室として相談を受けるということを明確にするためと、相談員がローテーション勤務であるため、特定の相談員がいない場合でも対処できるようにするために、面接相談は電話でインテークを行った相談員と別の相談員が行う』といった報告がなされた。

<考察>

　こうした報告からは、電話相談の敷居は低く、面接相談に連動させる場合には条件や枠組みを強めるという意図がうかがわれる。その背後には、面接による継続相談はより高度な専門性が必要であるから、まずは入口として電話相談を設置するという、電話相談やインテークに対する低い位置づけがあるのではないかと考えられる。

　電話相談は、かける側が気楽にかけられるのと同様に受け手も楽に応じられると考えられがちで、面接相談員より電話相談員の方が訓練や経験が浅くても容認されやすい。しかし、電話だから気楽な問題を相談してくるのではなく、むしろ電話だからこそ厳しい問題を訴えてくる場合も多いのが相談現場の実情である。

　また本来インテークでは、クライエントの状況の緊急性等をアセスメントしながら、クライエントは何を求め、どこまで援助できるのかといった判断を行い、同時に、クライエントとの信頼関係も作るという非常に高い力量が求められる。また、クライエント自身も、信頼に値する相談員かとか、ここで何が得られるかといったことを見定めようとしており、相談員とクライエント双方にとって重要な心理的作業が行われる。インテークは、その後の継続相談において質の高い支援を提供できるかを左右するといっても過言ではない。

　電話相談でインテークを行い、面接相談につなぐという現行の相談システムを継続するのであれば、電話によるインテーク機能の向上が不可欠である。津川は、電話相談にはまずトリアージ（対処優先性の判断）が要請されているとし、トリアージのポイントとして、①緊急性の判断、②広義の医療の必要性、③コーディネーション（複数の援助資源をつなぐことで援助環境を整える）を挙げているが（津川〔2003：875－880〕）、今まで傾聴訓練が重視される傾向があった相談員の研修に、トリアージやアセスメントに関する教育訓練を積極的に導入する必要があると考えられる。また、相談員交替の影響を充分認識し、相談体制を再検討する必要もあろう。

引用文献

斎藤友紀雄他　2003「電話相談の考え方とその実践――座談会「いのちの電話」」『臨床心理学』3-2
高塚雄介　2003「電話相談の考え方とその実践－電話相談の可能性」『臨床心理学』3-3
津川律子　2003「電話相談の考え方とその実践――電話相談におけるアセスメント」『臨床心理学』3-6

第 4 節

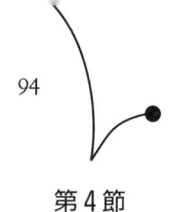

相談内容の分類について

井上直美

　本節では、現代の女性相談施設における相談内容の分類方法について、アンケートおよび聞き取り調査の結果を見ていきたい。

　第 1 章で河野も述べているように、今回の調査においてとくに「分類」にこだわったのは、本来、女性相談施設の主訴や相談ニーズの分類の仕方には、その時代の女性が抱える問題が充分に反映されているべきであるのに、現実にそうなっていないのでは、という疑問があったためである。換言すれば、相談者の「〇〇です」という訴えを、表面的なレベルや疾病カテゴリーによって単純に分類するだけなら、非医療機関ならではの特性を生かした読み解きになっていないのでは、と考えたためである。さらに「訴えの読み解き」という重要な意味を持つ分類行為が単純な機械的な作業になっていれば、河野や桜井が第 3 章で述べているような本来の意義をも失うことになる。

　そのためアンケート調査においては、設問の 2 - 2「相談内容の分類をしているか」、2 - 3「分類表の作成者は誰か」、2 - 4「相談内容の統計処理をしているか」に、また聞き取り調査では、事前に各相談機関に送付した質問表の③「相談内容の分類をどのようにしているか、時代に合わせて改善しているか」に当該施設における相談内容の分類方法に関する項目を設けた。

　聞き取り調査に関しては、できる限り調査対象者の声を反映させるために、もとの発言内容に近い形で各機関から寄せられた意見を網羅的に記述することにする。また、アンケートの返送や聞き取り調査の際に、現場で実際に使用している分類表を提供してくれた機関も多くあった。ここでは少数の例を載せるにとどめるが、公設女性センターや民間開業など、さまざまな運営形態の相談機関の方々に批判的に考察していただき、今後の改訂への参考

にしていただきたい。

(1) **主訴・相談ニーズの分類の有無について**
＜結果＞
　女性センターや女性相談所の90％以上が、なんらかの形で相談内容の分類を行い、かつ統計的な処理をしていると回答したのに対し、民間では過半数が、ＮＰＯ法人でも約30％が分類を実施していない。民間開業カウンセリングでは、相談内容をどのように捉えるかについては個々のカウンセラーの独自性に負うところが多く、また統計処理を行う時間的な余裕もないと答えたところがめだった。一方、民間開業であっても、聞き取り調査の対象となったある相談室では、かなり系統だった分類をしており、来談者の年齢や地域、紹介経路、相談内容の統計処理を行い、四半期ごとの集計も取っていた。
　ＮＰＯ法人においては、相談分野を一部に限定しているところも多く、そのような場合にはとくに分類を行っていないようであった。
分類を実施していない主な理由としては、以下のようなものが挙げられた。
- 個々のカウンセラーの責任において処理しているので、組織としての分類はしていない（民間開業）
- 必用性を感じない（民間開業、ＮＰＯ法人）
- 忙しい、人手が足りない（民間開業）
- 相談件数が多くない（民間開業、ＮＰＯ法人）
- 分類するという考え方をしていない（民間開業）
- 相談内容を特化している（ＤＶの相談が主、ＤＶホットラインに限定している）（ＮＰＯ法人）

＜考察＞
　ほとんどの女性センターで相談内容の分類と統計的処理を行っているのは——そして、これが先述の機械的行為に見えるのは——行政に対して相談者のニーズと相談事業の必要性を示し、それに見合った予算を獲得するという大義名分があるからであろう。女性センターには日々の相談業務から見えてきた問題を、センター主催の講座や地域住民への啓発事業に生かすという重

要な使命があり、また、その役割を果たしてこそ、女性センターに相談業務が存在する意義もあると言える。

　女性センターの相談業務は「あるべきものという思い込み」（第3章第2節桜井論文）によって事業化していったとはいえ、それを定着化させ、発展させていくためには、自分たちの相談事業の有効性を内外に対してきちんと示していく努力が求められる。ここでの「内」とは、女性センター内で相談員同士が日々の実践の中から見えてくる相談ニーズを共有し、それを行政の施策に結び付けるべく声を上げていくこと、また「外」とは、地域住民に対して自分たちがどのような相談事業をどの程度のコストで行い、どのような効果をあげているのか（あるいはいないのか）を示すアカウンタビリティとも言えよう。そうしたことの実現にあたって現場が抱える困難については、第3章第2節桜井論文を参照されたい。

(2)　**分類表の作成者と分類の特徴**
＜結果＞

　分類をしていると答えた女性センターのうち、70％以上が独自の分類表を作成していた。アンケートと共に返送されてきた分類表を見ると、それぞれの女性センターによって分類の仕方や項目はまちまちであり、統一されたフォーマットのようなものはない。関西地域では、公設の女性センターと民間開業カウンセリングが同じ分類表を用いていたが、これは双方の相談員が同じ「日本フェミニストカウンセリング学会」に属しているためであり、ある年の学会で発表された主訴分類方法をそのまま用いているとのことであった。しかしながら、同じ分類表を使用していた民間開業の方は、主訴別統計を一応とっているものの、とくにそこから何かを読み取り、何かに生かすというような意識は持っていないようであった。聞き取り調査を行ったある女性センターでは、開設当初に児童相談所の分類表をそのまま転用したらしく（職員の推測）、「子ども」に関する分類が多くなっており、『多少の修正をしたが、今後さらに改める必要がある』と答えていた。

　また、男女共同参画社会基本法の制定に伴い、女性センターも「男女共同参画センター」と名称を変えたり、相談者を女性のみに限定せず、男性から

の相談も受けたりするところが出てきている。そのような場合であっても、とくに主訴分類を男女別にしているわけではないようであった。

　一方、女性相談所では「他で作った分類を使っている」という回答が多かった。他で作った分類とは、統計処理をして厚生労働省へ報告をするための分類フォーマットを意味するようであり、同じような項目をもつフォーマットがいくつかの女性相談所から添付されてきた。これを見ると、たとえば「女性保護統計カード」（次ページ表1）という名称の分類表では、「処理」欄に「結婚」「家庭へ送還」「助言指導のみ」などの項目が挙げられている。また、「現売春」と「配偶者からの暴力被害女性」が同じ二重四角で囲まれており（表に記された留意事項によれば、周囲が二重線で囲まれている場合は該当するものすべてを○で囲むとある）、その下の点線をたどると「売春の理由」として、「夫との関係維持」、「孤独感」、「性的不満」、「自暴自棄」などの項目が並ぶ。「平成14年9月1日変更」と記されている別の女性相談所の分類フォーマットにおいても、「売春等の類型」として、「1　現に売春を行っている」、「2　配偶者からの暴力被害女性」、「1・2　1と2の重複者」となっている。この分類に従うと、ＤＶ被害女性は「売春等の類型」の一つに属することになる。

　＜考察＞

　多くの女性センターでは、とくに誰が作った分類かということを意識せずに慣習的に以前からの分類表を用いており、時代に即した見直しや改定への意識は薄いようである。日々の相談業務に追われ、非常勤という立場の相談員も多いなか、組織的な変革などが行われにくいのかも知れない。

　一方、女性相談所の分類を見ると、「売春防止法」を典拠として「要保護女子」の保護更生を目的に設立された経緯をいまだに色濃く反映している。だが、現在の女性相談所は「ＤＶ相談支援センター」としての役割が主であり、平成14年度の厚生労働省のデータによれば、女性相談所における一時保護件数（6,261人）中、ＤＶを主訴とする者は63.4％（3,974人）を占めている。もちろん、売春防止法の制定から半世紀ほど経った現代においても、経済的困窮をはじめ、さまざまな障害や困難を抱えた女性の福祉を目的とした相談機関は充分ではなく、女性相談所はＤＶ被害女性のみに特化した相談を

表1　女性保護統計カード

女性保護統計カード

| 現売春 | 配偶者からの暴力被害女性 | その他の者 |

| 記録票NO | | 氏名 | | 年齢 | | 男・女 | 新規 |
| 外国人のみ国籍記入 | | 住所 | | 都道府県 | | | 郡・市 |

経路	本人自身	警察関係	法務関係	婦人相談所の他府県	他の婦人相談員	福祉事務所	他の相談機関	社会福祉施設等	医療機関	教育関係	労働機関	知人縁故関係	★
	1	2	3	4	5	6	7	8	9	10	11	12	13

主訴	人間関係													住居問題
	夫等			子ども			親族			家庭不和	その他の者の暴力	男女問題	その他	
	夫等の暴力	薬物乱用・酒	離婚問題	その他	子どもの暴力	養育不振	その他	親の暴力	親族その他の暴力	その他					
	1	2	3	4	5	6	7	8	9	10	11	12	13	14	21

職業	事務従事者	販売従事者	工員	サービス業		専業主婦	無職		不明
				風俗営業関係	その他		ホームレス	その他	
	1	2	3	4	5	6	7	8	9	10

現売春の者のみについて記入してください。

売春の理由	自分の生活維持	子どもの扶養	その他家族の扶養	こづかいかせぎ	借金・サラ金	夫との関係維持	その他人間関係維持	孤独感	性的不満	自暴自棄	売春強要	その他	触法の状況	売春防止法	
														条例違反	助長事犯関係被害女子
	1	2	3	4	5	6	7	8	9	10	11	12		1	2

| 記載上の留意事項 | 表の周囲が一本線の場合は、主なものを1つのみ○で囲み、二重線の場合は、該当するもの全てを○で囲んでください。 |

作成者					平成　　　年　　　月	
・再来・継続	相談回数	面接　回・電話　回			うち訪問調査　　　回	
	区・長・村	不定	不明		来所・定例・巡回・保護	

処理	婦人保護施設に入所	就職自営	結婚	家庭へ送還	福祉事務所へ移送	婦人相談員へ・	他府県婦人相談所へ移送	その他関係機関施設へ移送	助言指導のみ	★
	1	2	3	4	5	6	7	8	9	10

電話相談等の来所指示等による相談ケース

帰住先なし	経済関係			医療関係			不純異性交遊	売春強要	ヒモ・暴力団関係	5条関係	★
	生活困難	借金サラ金	求職その他	病気	精神的問題	妊娠・出産 その他					
22	23	24	25	26	27	28　29　30	31	32	33	34	35

児童相談所との連携状況	相談			一時保護	児童福祉施設入所	その他
	児童虐待に関する相談		その他の相談			
	の夫等からの虐待	相談者本人からの	その他			
	1	2	3	4	5	6	7

		暴力に関する統計			
その他の法令によるその他の法令による被害女子	触法以外	被害者は相談者の	本人 子 孫 親・祖父母 兄弟 知人	加害者は被害者の	夫 内夫 前夫 子 親・祖父母 兄弟 知人（　　）	暴力の内容は（複数回答可） 身体的暴力 精神的暴力 性的暴力 その他具体的に
3	4					

特記事項	

行うわけにはいかない。しかしながら、「女性保護統計カード」のような旧態依然とした分類からは、現代の女性が抱える切実な問題を充分把握することは困難であり、行政においては統計に基づく現状把握と分析がなされなければ、政策上の革新や改善もなされないのが常である。

　時代が異なれば女性の相談ニーズも変化するのは当然であり、また対象者（子どもか成人女性か）が異なり、それを扱う領域（医療領域か司法領域か）が異なれば、主訴分類も違っていて当然である。第3章第2節で桜井が「女性センターの相談事業はその守備範囲と限界に充分に自覚的であることも大変重要なことであ（り）、このことを自覚することによって関係機関との連携が可能になる」と述べているように、近年さかんに叫ばれている「協働」（collaboration）とは、各々の領域を明確に打ち出し、互いの領域や限界を知ってこそ、有機的な働きができるものである。『地方分権の流れで行政内の役割分担が変動しており、どこに相談して良いかわからないケースも多い』といった意見も挙げられていたが、縦割りの隙間に漏れてしまう相談者を作り出さぬよう、女性相談施設をはじめ関連諸機関がどのような枠組み（＝分類表）を用いて相談者の訴えを聞く（＝分析する）のかを明らかにすることは、ユーザーである相談者の利益にとっても重要である。

　ある民間開業カウンセリングでは、『ここは（女性の問題について）こういう見方をしてくれるということをわかって訪れる人が多い』と話していたが、今後は女性相談所のような公的機関においてもヒューマン・サービスの発想にのっとり、ユーザーがアクセスしやすい機関となるような努力が求められる。そのためにも、自分たちの行っている相談事業の内容をユーザーに示す「分類表」というものは、おろそかにできないものであり、相談者のニーズや時代の変化に合わせて改定していくべきであろう。

　分類に関して先駆的な試みをしている女性センターの例を挙げると、横浜女性フォーラムでは、総合相談室で受けるDV相談の内容を「援助ニーズアセスメント」（表2）によって分類しており、さらにDVの電話相談を受ける際には、危機介入を念頭に置いた「安全チェック＆エンパワーメント」（表3）、および「危機介入援助チェックリスト」という相談ツールを使用している。このチェックリストは、現場の相談員の経験から知恵を出し合い、

表2　DV被害女性の援助ニーズアセスメント

相談者からの訴えの分類	援助ニーズの内容
1．今暴力を受けている、どうしたらよいか	加害者が身近におり、緊急の助けを求めている
2．逃げたが、行くところがない	暴力の現場からはとりあえず離れたが、今行くところがなくて困っている
3．反復暴力から逃げたい	逃げる決心はできているが、方法や場所が見出せない
4．離れる決心がつかない	暴力の不当性は確認しているが、離れる決心がつかない
5．夫の暴力をやめさせたい、私のやり方が悪いのか	暴力を受けてつらいが、危険度の察知や状況の確認がうすい
6．家にとどまり、暮らしていきたい	関係を改善しつつその場にとどまって、自分の生活を全うしたい
7．脱出後の法的対処等について知りたい	脱出はできたが、加害者の付け回し、子どもを取り返そうとする行為等のいやがらせに困っている。離婚手続きもすすめたい。

(1)　暴力は、身体的、精神的、性的、経済的暴力を含むが、上記の分類は、身体的暴力を基準としながら、ドメスティック・バイオレンス被害女性の認知と援助ニーズで構成されている。必ずしも暴力の危険度の段階を示すものではない。
(2)　6と7は、相談を受ける中ででてきたニーズであり、この種のニーズは今後相談をすすめる中で、加えられていく可能性がある。ドメスティック・バイオレンス被害相談の分類は決して直接的ではなく、実際に被害を受けた女性が何を必要としてるか、どうしたいかという援助ニーズを捜索していく中で、ふくらませていけると思われる。
(3)　上記援助ニーズも、相談員のかかわりが開始された時点から継続相談の中で変化する可能性も十分ある。

（制作：横浜女性フォーラム相談室）

KJ法によって作成したものであるという（横浜市女性協議会〔2003：27〕）。これとよく似たものとして、海外でもDV被害女性のエンパワーメントに主眼を置いたアセスメント・ツール（ディーネマン他、2002）が開発されており、暴力の始まりから回復に至るまでの自己成長を軸に、それぞれの段階で起こりうる問題を「個人的文脈」「対人的文脈」「社会的文脈」において検証する

表3　安全チェック＆エンパワーメント

　　　　　　　　　　　　　　　年　　月　　日（　　）担当（　　　　）

相談員：「横浜女性フォーラム、女性に対する暴力電話相談です」
　　　　「今日は、暴力についての相談です。一般の相談は、明日以降の電話相談に」
　　　　「今日は、30分くらい時間をとっています」

1．電話をかけてきたことへの指示→「よくかけてくださいました」

2．今までやってきたことへの励まし、エンパワーメント
　　→「いままでよくやってこられましたね」

3．経路：

4．暴力の聞き取り
　1）「今どんな暴力を受けていますか」
　　　「今危険な状態ですか」◇加害者がそばにいるか。（いる・いない）
　　　「今大丈夫ですか」　　◇ケガはないか　　　　　（ある→重・中・軽／ない）
　　　（精神的不安度）◇精神的混乱はないか。　（ある→重・中・軽／ない）

　2）「一番ひどかった暴力は、どのようでしたか」
　　　① それは、いつか（　　）日前、　（　　）ヶ月前
　　　　　　　　　　　　　（　　）週間前、（　　）年前

　　　② どのようなことだったのか
　　　　　a．どんないきさつから暴力が始まったか

　　　　　b．暴力の内容（述べられた内容／被害の内容～暴力の輪をチェック）
　　　　　　《身体的》

　　　　　　《心理的》

　　　　　　《経済的》

　　　　　　《性　的》

　3）「最初の暴力は、いつでしたか」
　　　① 交際し始めから（　　）ヶ月
　　　② 結婚（同居）してから（　　）ヶ月
　　　③ 暴力はどのくらい続いているか。（　　）年（　　）ヶ月

4)「一番最初の暴力は、どのようなものでしたか」
　　① それは、いつか（　　）日前、　　（　　）ヶ月前
　　　　　　　　　　　　（　　）週間前、　（　　）年前

　　② どのようなことだったか
　　　　a．どんないきさつから暴力が始まったか

　　　　b．暴力の内容（述べられた内容について、暴力の輪をチェック）

　　　　c．そのときの気持ち、考え、行動について
　　　　　　「どんな気持ちになりましたか」
　　　　　　「どんなことを考えましたか」
　　　　　　「どんな行動をとりましたか」

5．「何とかやってこられたのは、どんな支えがあったからでしょうか」

6．主な求援助行動
　1）「今までにどんなところに相談しましたか」
　　→家庭裁判所、弁護士、医療機関、区福祉保護センター女性福祉相談員、
　　　その他（　　　　　　　　　　　　　　　　　　　　　　　　　）
　2）「家を出たこと（非難）はありましたか」
　　　ある→実家、友人宅、ホテル、シェルター、その他（　　　　　　　）
　　　ない

7．相談者の対処の方向性と援助ニーズ
　　　「夫の状態をどんな方向で解決したいと思いますか」
　1）「夫に見切りをつけ、離れて自活の道を歩みたい」
　　　→「そのために、どんな支援をして欲しいか」

　2）「夫に変わってもらいたい、よく話し合って一緒にやっていきたい」
　　　→「そのために、どんな支援をして欲しいか」

　3）その他→そのための支援

（制作：横浜女性フォーラム相談室）

ようになっている★1。このアセスメント・ツールは、大学の研究者と現場の実践家との協働によって、被害女性が置かれた状況への深い理解と効果的な問題解決をめざして作成されたものである。

今後は日本においても、現場の経験的な知と学問的に実証された知とが組み合わさり、女性のメンタルヘルスに関する全般的支援のために、相談内容の分類法やアセスメント技法の開発が望まれるところである。

引用文献

横浜市女性協会編　2003『相談員のための相談実践マニュアル』

参考文献

Dienemann, J., Campbell, J., Landenburger, K. & Curry, M. A. 2002 *The domestic violence survivor assessment: a tool for counseling women in intimate partner violence relationships*. Patient Education and Counseling. 46 221-228.

Marrow, S. L. & Hawxhurst, D. M.　1998　*Feminist therapy: Integrating political analysis in counseling and psychotherapy*. Women & Therapy.

Worrel, J.　2001　*Feminist interventions: Accountability beyond symptom reduction. Psychology of Women Quarterly*. 25. p.335-343.

★1　エンパワーメントに関する理論的モデルは、第3章第1節にて河野が挙げているグティエーレス（2000）のほか、フェミニストセラピーの立場からも似たようなモデルがマロウ他（1998）やウォレル（2001）によって提唱されている。いずれも女性が自己を信頼する力を取り戻し、自己評価能力を高め、外的環境へ積極的に働きかけることを到達目的としている。

第5節

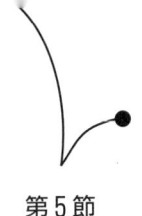

相談者および相談内容の変化について
―― 10年以上の相談員暦をもつ相談員の見解

井上直美

　本節では相談機関を訪れる相談者自体の変化、および主訴や相談内容の変化をベテランの相談員がどのようにとらえているか、ということについて見ていく。

　アンケート調査では10年以上の経験を持つ相談員に対し、相談機関を訪れる女性の様子（年齢、属性、国籍、相談への態度等）の変化「設問3－7」や変化に関する対処方法「設問3－8」、また、現代の女性の全般的な印象「設問3－9」について尋ねている。さらに聞き取り調査においても、質問項目の⑤で相談者の動向の変化を尋ねている。本章第2節で示したとおり、各相談機関の運営形態によって10年以上の経験を持つ相談員の数には大きな差がある。したがって、ここに挙げる意見は必ずしも数値上多かったものではなく、調査対象となった相談機関を運営形態別に見渡して、相談員がどのような変化を感じ取っているかというテーマや特徴を抽出し、考察を加えることにしたい。

(1) **相談者の属性や相談内容に関する変化**
　＜結果と考察＞
　10年以上の相談暦を持つベテラン相談員のうち、この10年間に相談内容や相談者の属性に「変化があった」と答えた割合は、ＮＰＯ法人では100％、女性センター、女性相談所、民間開業とも約85％となっている。（資料編P.192）「変化がなかった」と答えた相談員は、その理由として『自分の見方が変化した』『社会で女性の置かれた状況がそれほど変化したとは思わない』『（女性が抱える問題の）根本的なテーマは同じである』などの理由を挙げていた。

具体的にどのような点が変わったか、ということについては以下のとおりである。

①相談者の属性や様子の変化について

相談者の属性（年齢、性別、人種、職業など人口統計学的特徴）については、各相談機関とも『年齢層が広がった』と答えており、かつては中高年層が中心であった相談者に、最近では若年層と高齢層が加わった形となっている。職業についても、女性センターや民間開業では『働いている女性からの相談が増えている』との回答が多かった。さらに女性センターや女性相談所では、相談者の国籍が多様化し、外国人女性からの相談件数が増加していることがうかがえる。とくにこれらの機関が配偶者暴力相談支援センターの役割を担うようになってからは、『外国籍のＤＶ被害女性』や『ＤＶ被害女性に伴われてきた子ども』への対応も新たに迫られている。相談者の性別においても、民間開業では『男性からの相談や夫婦での来談』が増えており、女性センターでも男性のための相談日時を『別に設けた』り、『新たに増やした』というところもあった。

女性センターの相談室で男性の相談を受けるべきかどうかということについては議論の余地を残す。女性相談所は、設立の根拠法となっている「売春防止法」と「ＤＶ防止法」によって対象者が女性に限られているが、根拠法をもたない女性センターの相談室の方は、建前上は男女が共同で利用できることにはなっている（第１章第２節大野論文、第３第章２節桜井論文参照）。だが、今回の調査結果を見るまでもなく、各地の女性センターではＤＶ被害女性の相談が急増しており、加害者が訪れる（相談者を装って出入りする）可能性のある場所では安全性の確保の問題もある。聞き取り調査をしたある民間開業カウンセリングにおいては、ＤＶの加害男性からの相談は『（精神的にかなり不安定で精神科医の方がいいとか、非常に暴力的であるということでなければ）妻との関係で困っている一人の男性ということで受ける』と述べていた。いずれにせよ、一般の心理相談やカウンセリングの場合と同様、女性センター相談室においても、相談者の安全とプライバシーの確保はすべてに優先されるべきであろう。

また、各機関とも共通して「うつ病」「ＰＴＳＤ」「パニック障害」などの

『精神障害がある（疑われる）相談者や、『精神科にも通院している相談者が増えている』、あるいは『病態水準の重い人（ボーダーラインや精神病レベル）が増えた』という回答が非常にめだった。これらの背景についてある女性センターでは、『経済不況のしわ寄せが女性に来ており、男性からの八つ当たりを女性が受けることによって、女性のうつとなって現れている』と分析していた。聞き取り調査を行ったある公設女性センターでは、『ＤＶの被害者が医療機関からの紹介で女性センターに来ることもある』と答えており、民間開業でも『精神科医師からの紹介も多い』『最近は病院、クリニック、医者の紹介が増えてきた』というところが多かった。別の民間開業からは『医療とはまったく異なるスタンスを取りながらも、精神科医とは親和的に仲良くやっているので連携も取りやすい。連携がないのは行政である。お金がかかるということで二の足を踏むからではないか』という意見も聞かれた。医療機関との連携、そして住み分け──医療領域で扱いきれない問題を、いかに解釈し対処していくか──についても、今後、女性相談施設が自らの存続をかけて考えていくべき課題といえよう。

②相談内容の変化について

相談内容の変化では、各機関とも共通してＤＶ関連の相談の増加を挙げていた。また、それに伴い『相談日を増やした』という相談機関や、分類表のなかにこれまで存在しなかった『ＤＶの項目を付け加えた』、『ジェンダー関連の分類を見直し、（幼児期・少年期の）性的虐待と（児童の）被虐待と親のＤＶを別項目とした』という女性センターもあった。これに対して、ＤＶやセクシャル・ハラスメント（ＳＨ）などの問題は、以前から存在しており、『変化はない』という回答もあった。ある女性相談員は、『(職場が）児童相談所から婦人相談所に変わったことで対象は変わったが、相談内容においては重なるものが多いことを実感している』と記している。

また、女性センターや民間開業では、昨今のネット社会を反映して『(インターネットの）サイト上のトラブル』、『(携帯やパソコンの）メールによる不倫』などの項目を挙げたところも多かった。

さらに①とも関連するが、女性センターでは、かつては専業主婦が「夫や子どもの悩み」を主訴に来談することが多かったが、最近では独身女性や職

業を持つ女性の相談者に加え、専業主婦であっても「自分自身の生き方の問題」として相談に訪れるケースが増えているようである。これは、女性が夫や子どもとの関係性における妻や母親という役割だけではなく、自分の人生そのものを真剣に考えるようになった傾向として評価できよう。同様の記述に『(子どもの)不登校や教育相談から、職場の人間関係や自分自身の行き方の相談へ』と変化が見られたというものもあった。

　男性からの相談を受け付けている民間開業では、職場における過重労働の問題や、若い男性の性の問題などを挙げたところがあった。また、一部の女性センターや民間開業では「性同一性障害」の問題で訪れる(男性や女性の)相談者も出てきているようであり、『(分類を)どこに入れるのか、これからの課題』と答えたところもあった。

　一方、相談内容として減ったものとしては「嫁姑問題」や「家制度の問題」が挙げられており、それに代わる家族の問題を『情緒的家族の桎梏』という言葉で表している記述もあった。これについては世代や地域によっても差があるように思われるが、近代社会が生み出した家族が「情緒的絆を基盤とした、性別役割分業のシステム」(吉澤〔1994：151〕)といわれるように、今後も家族をめぐる問題は、ますます多様化と複雑化を極めていくに違いない。

③相談員から見た相談者の態度や印象について

　相談への態度としては、『情熱心な相談者が増えた』という見解と、『本当に悩む様子が見えない』『ハウツー(how-to)的な答えを求められる』「気楽な申込みが増えている」という見解に二分化される。また、『(一般的に)メンタルな問題を相談することへの抵抗がなくなってきている』という意見も挙げられていたが、これは女性相談施設が非医療領域であることにも関連するのかも知れない。

　また、アンケートの設問3－9で尋ねている日本の女性の変化については、『自立的な女性と依存的な女性の二極化が進んでいる』という意見や、『ジェンダーへの意識が高まっている一方で、依然として性役割分担にとらわれている女性も多い』『女性としての新たな役割をみつけにくい』などの意見が多かった。さらに全般的な印象として、『(良くも悪くも)自己主張す

る女性が増えた』『学歴は高くなったが人格的に未成熟な女性が多い』『生活者としての現実味に欠ける』などの見解が目立った。女性が夫や子どものことよりも、自分自身の人生を優先して考えようとする姿勢は、裏を返せば単に「自己中心的でわがまま」な傾向としてみなされやすいのかも知れない。また、女性のライフコースそのものが急激に変化し、多様化してきている現代社会において、多くの女性が自らの役割をとらえなおすのに苦心し、アイデンティティの確立や再編において問題を抱えるようになっているのは当然の結果ともいえよう。

　各相談機関において件数が増えているＤＶに関しては、『自らＤＶの被害者であることを自覚して訴えてくる女性が増えた』という意見が多かった。聞き取り調査を行ったフェミニストカウンセリングを標榜するある民間開業では、『かつてのように着の身着のままで飛び出してくるような女性はいなくなり、ＤＶを理由に夫と離婚したいので、裁判のときに提出する意見書を書いて欲しいなどの具体的な要求をもって訪れる女性も増えてきている』とのことであった。法律の施行は被害女性に少なからず変化をもたらせたといえるのではないか。

(2) **変化への対応について**

　相談機関の運営形態別に見た変化への対応は、別表のとおりである。対応の違いが明らかであるのは、「他の機関と連携している」が女性センターで74％なのに対し、女性相談所ではその半数以下の33.3％にとどまることである。代わりに女性相談所では、「相談員の体制を組織として変えた」という意見が40％となっており、他の機関に比べて格段に多かった。いうまでもなくこれはＤＶ防止法の制定によっている。また、変化に「充分に対応しきれていない」が民間では6.7％であるのに対し、女性相談所では20％であった。これについて民間のあるシェルターでは、ＤＶの被害女性に対して「民間だからできるような長期的な滞在（３カ月）を可能にしている」というような回答もあった。女性相談所のＤＶ被害女性への対応策が不充分であり、他機関との連携も進んでいないことは他の調査結果（**女性のためのアジア平和国民基金、2004**）からもうかがえるが、その原因は相談員個人の問題というより

も、法制度や行政のシステム自体の問題が大きいように思われる。それは第4節で示した分類項目の例からも明らかであろう。

全体的に相談員の間では「専門知識の必要性」や『具体的なケースワークの必要性』への認識が深まっており、変化への対応として『仲間と学習会をしている』や『臨床心理士や精神科医を配置した』『専門機関との連携をとっている』や『ソーシャル・ワーク的な対応を増やした』という回答も多かった。

また、少数ではあるが、女性相談所で大学の教員によるコンサルテーションが行われているという例も報告されていた。大学との連携については本章第6節でも触れられるが、教員や研究者がスーパーヴァイザーとなって現場の相談員へ指導を行うといったスーパーヴィジョンだけではなく、両者の対等な関係に基づくコンサルテーションも、今後の連携のあり方として期待したい。

(3) 最後に――女性の抱える問題と相談機関の役割

以上で見てきたとおり、全般的に相談者の属性は、非常に多様化していると言えよう。相談者の属性の多様化は、そのまま相談内容の多様化に結びつく。この10年間で新たな問題として浮上してきたものとしては、いずれの相談機関においても「DV」がトップに挙げられ、また、マスコミなどによる知識の普及によって「過去の性的虐待（SA）によるトラウマ」や「セクシャル・ハラスメント（SH）」「アダルト・チルドレン（AC）」など外来の概念を主訴とする相談も増えているようである。

一方、女性の相談内容に「変化がなかった」という理由としてある相談員が挙げたように、これらの問題は古くから存在していた問題が名づけられたことによって顕在化してきただけという見方もできる。DVにしろ、SAにしろ、SHにしろ、「女性に対する暴力」は、「男女間の不平等な力関係の歴史的な現われ」（北京行動綱領）として、近年ようやく可視化され、名づけられ、充分ではないものの認められたにすぎない。それでも被害者が自ら声を上げ、問題の解決に向けてどうにか動き出せるような下地を作りだしたのは、ほかならぬフェミニストの活動家たちの力による。わが国におけるDV[★1]

防止法の制定以前から、「女性に対する暴力」の被害者の保護を積極的に行ってきたのは草の根グループや民間シェルターであり、また、それらの施設と連携をとり、被害者の相談や支援、調査・研究活動にあたってきた女性センターなどの貢献は計り知れない。[★2]

広岡は「相談は社会のどこにどんな問題があるかを発見する感覚器の役割をはたしている。だからまず感覚器の感受性が高くなくてはならない」（広岡〔2002：85〕）と述べている。第3章第4節で竹村が主張する「被傷的存在」としてのカウンセラーということに通ずるかも知れないが、今後も女性のメンタルヘルスに関わる相談者（機関）は、その時代の女性が抱える問題を敏感（ジェンダー・センシティブ）に汲み取り、定義し直し、構築し直していく役割を迫られている。

引用文献

広岡守穂　2002「相談事業と苦情処理」全国女性会館協議会編『女性関連施設における相談員の研修についての調査』

吉澤夏子　1994「＜家族＞の近未来──近代社会の変容と家族」『日本女子大学紀要』人間社会学部　第5号

参考文献

女性のためのアジア平和国民基金　2004『女性に対する暴力　支援者が直面する問題』
White, J. W., Russo, N. F., & Travis, C. B. 2001 *Feminism and the Decade of Behavior*. Psychology of Women Quarterly. 25. p. 267-279.

★1　ここでいう「フェミニストの活動家」には、在野の実践家だけでなく、常に次代の先端を見越し、フェミニズムやジェンダーの理論構築に尽力してきた思想家、批評家たちをも含む。

★2　紙面の都合上、少数の例を挙げるにとどめるが、たとえば横浜市女性協会では1994年に日本とアメリカにおける民間女性シェルターの調査を行っており、二冊の報告書にまとめている。また、男女共同参画エンパワーメント・いわて実行委員会による「日常生活における男女の意識と実態に関する調査」（2002）、とちぎ女性センターによる「夫・パートナーからの暴力に関する二次被害の実態調査」（2003）、ウィメンズサポートセンターにいがたによる91組のDV被害母子への聞き取り調査（2004）などは、学術機関がまったく扱ってこなかった問題に、現場の経験を生かした視点で取り組んでおり、これらの実践は高く評価されるべきである。

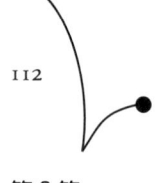

第6節

大学や研究機関と女性相談施設・機関との協働

榊原佐和子

　本節では、「女性のメンタルヘルス支援システム・環境」の重要な要素となりうる大学・研究機関と女性相談施設との連携の可能性について議論を進める。何かを改善するためには、まず現状を把握し、よりよい改善のため具現化可能な要素を検討することが必要である。そこで、最初に聞き取り調査・アンケート調査から見えてきた大学・研究機関への協働の現状についてのべる。次に女性相談施設・機関に勤める相談員が大学・研究機関に求めることについて述べ、最後に、大学や研究機関と女性相談施設・機関との協働の可能性の例として、現在米国の大学が女性のメンタルヘルス（とくに女性に対する暴力に関する問題）に関して行っているサービスについての情報提供を行なうことにする。

(1) 大学や研究機関と女性相談施設・機関の協働に関する認識（協議の現状）
＜結果＞
　アンケート調査で、設問6－1「大学や研究機関が、貴施設の相談業務に積極的に関与・貢献するには、どういう分野や主題があると思われますか」という質問を自由回答で行った。この回答において、「考えたことがないのでよく分からない」という回答が複数寄せられた。また、聞き取り調査においても、大学と当該施設との協働は『とくに行われてはいない』という回答が多かった。
＜考察＞
　現状では、大学・研究機関と女性相談施設・機関との協働はあまり行われておらず、その協働を行うという概念自体の浸透度も高くないと考えられる。

(2) 大学・研究機関は女性相談を行っている施設に対して何ができるのか

＜結果＞

　上記アンケート調査設問の回答と聞き取り調査から、女性相談を行っている相談員が考える、大学・研究機関が女性相談システムに対して提供しうるサービスについて明らかになった。これにより、女性相談現場側の大学・研究機関に対するさまざまな潜在的ニーズが浮かび上がってきたと言えよう。これらのサービスは相互関連しているが、誰を対象としているサービスなのか、またそれがその対象に対する直接的サービスなのか、あるいは間接的なサービスなのかという枠組みを用いて、大学・研究機関が女性相談に関して貢献できる可能性のあるサービスを分類した（次ページ表2参照）。

＜考察＞

①相談員に対する直接的サービス

　「スーパーヴィジョン」「困難事例に対するアドバイス」など、現在の相談業務に対する直接的な関わりが大学・研究所に対して求められている。このスーパーヴィジョンという回答がアンケート調査では、全回答を通してもっとも多かった。さらに、「ケース会議への出席」「さまざまな専門家のコーディネート的役割」といったコンサルタントとしての役割も求められている。また、相談員自身の質の向上に役立つ「研修・講座の提供」「相談員自身に対するケア」も必要とされている。聞き取り調査においても、「相談員の訓練・教育にはほとんど予算がつけられておらず、相談員自身に任せられている」ということが複数機関で話された。また、首都圏ＮＰＯ法人では、「相談者の二次受傷へのサポートが急務（とくに、地方で一人で相談をしている人に対して）である」という声が、聞き取り調査の中で「大学に望むこと」を聞いたときによせられた。このことからも、相談員に対する直接的サービスが大学・研究機関に求められていると言えよう。

　本来、スーパーヴィジョンやコンサルテーション、相談員に対する研修などは相談業務には必要不可欠なものであり、相談を行う施設では必ず行われているべきものである。しかし、こういった要望が多いということは、相談業務には必要不可欠なこのような機能でさえ、現在の女性相談においては不充分であることが推測される。このような環境のなかで働くことは、相談

表2　大学・研究機関が女性相談に関して貢献できる可能性のあるサービス一覧

対象	直接的サービス	間接的サービス
相談員	スーパーヴィジョン	他専門家向けの啓蒙活動
	困難事例に対するアドバイス	海外情報についての情報提供
	相談員自身に対するケアの提供	最新の研究結果の情報提供
	ケース会議・ネットワーク会議の出席・主催	裁判においての援助、意見書作成
	研修・講座の開催	より効果的な介入技法の作成
	研修・講座講師の派遣	女性に対する援助の理論作成
	調査、研究の手伝い（とくに統計について）	女性に対する援助の新しい視点の構築
	さまざまな専門家のコーディネート的役割	必要な分野における研究
	働きながら学べる場の提供	相談員の地位向上の必要性を裏づける研究
	女性相談に関する研究情報提供	
女性	より長期的で、安価な直接的援助（継続面接）	一般市民向けの啓蒙活動
	裁判における援助、意見書作成	相談員に対する援助
	自助グループの開催	女性に関わる政策の提言
	女性に役立つ講座の開催	さまざまな専門家向けの啓蒙活動
	学生の被害者の掘り起こし	効果的な介入プログラムの作成
女性以外	中高生向けのプログラムの実施	効果的な介入プログラムの作成
	子供向けプログラムの実施	大学の授業の公開
	加害者向けのプログラムの実施	子どもに関わる政策の提言
	一般市民や専門家向けの啓蒙活動	加害者に関わる政策の提言
	学生の被害者の掘り起こし	
施設・機関	相談員の養成	学生（とくに心理・福祉の学生）の教育の充実
	資金調達に関する助言	女性に関わる政策の提言
	直接的経済的援助	女性センターの役割・体制に関する調査研究
	学生ボランティアの派遣	女性センターの改善のための提言
	ボランティアカウンセラーの派遣	相談員の地位向上に対する働きかけ
	相談員に対するさまざまなサービス提供	女性に対する援助についての情報提供
	講座講師の派遣	女性学などの授業・コースの創設
	施設の存在意義に関する研究や介入効果研究	既存学問のなかにあるジェンダーバイアスの洗い直し

員に大きな負担を強いることになるし、相談をする女性側にとっても不充分な支援しか受けられない可能性が高まる。したがって、スーパーヴィジョンや相談員に対するケアなどを組み込んだ女性相談のシステムの充実が早急に必要であると言えよう。そのためには、大学というすでにあるリソースを使うことは有効であるだろう。

また、「調査・研究の手伝い（とくに統計について）」は研究機関が得意とする分野であるので、すぐに大学が当該機関に提供することができるものであり、この点での協働は現時点ですぐに行うことができるものであると考えられる。

しかしながら、聞き取り調査では、『地方の大学にはジェンダー研究や女性学を専門にしている学者がいない。そういう人を増やして、現場と連携してほしい』という声があげられ、大学・研究機関の充実といった問題もあることからうかがえる。

②相談員に対する間接的サービス

「最新の研究結果や海外の動向についての情報提供」「より効果的な介入技法の作成」など、相談員が業務を行う上で利用することができるリソースの提供が大学・研究機関に求められている。さらに、相談員の実際の業務を理論的にバックアップする「女性に対する援助理論の作成」「女性に対する援助の新しい視点の構築」も求められている。

聞き取り調査においても、『被害者女性の心理的実態を伝えるような理論の構築が、大学に求められることである』『加害者の更生・被害者の回復プログラムの作成を求める』という声がよせられている。

相談員は日々の業務に追われている現状であるので、このような情報を相談員個人が集めることは限界があると考えられ、上記のような情報を集めることが得意である大学・研究機関がその補完をするという意味で、このような相談員に対する間接的サービスを大学・研究機関が提供することは非常に有用なものであると考えられる。

③相談者に対する直接的サービス

当該施設においては、危機介入的な援助を行っていることが多いためか、「長期にわたる女性に対する相談業務」を行うことが大学・研究機関に求め

られている。その際、女性が経済的に困難な状況に置かれている場合が多いことが予想され、大学・研究機関がいわば公共的な機関であることから「女性に対するより安価な相談業務」を行うことが求められているのであろう。しかしながら、本来的、経済的不安を持たずに利用できる長期にわたるケアは相談者（クライアント）にとって必要不可欠である場合もあることから、女性に対する支援システムのなかに確実に含まれていなくてはならないものである。こういった長期にわたる女性に対する相談業務を含んだ女性相談システムを作っていくための理論的支持を行うために、②のところで述べた「女性に対する援助の理論作成」を行ったり、そういった理論を使って、⑧で述べるようなより適切な女性相談システムを作るよう政府に働きかける「女性に関わる政策の提言」を行ったりしていくことが大学・研究機関に求められているのであろう。

さらに、大学・研究機関は女性に対する援助の理論的リソースを多く持っていると見なされることから、「裁判における意見書の作成」を行うことが求められている。また、大学の持っているリソースとして「場所」というものがあり、「自助グループの開催」や「女性に対する講座の開催」を行うことが求められている。

④相談者に対する間接的サービス

女性をとりまくさまざまな人に対して、女性の置かれている状況についての啓蒙活動を行うことは女性のメンタルヘルスを向上させる上で重要であろう。したがって、一般市民やさまざまな専門家に向けた「啓蒙活動」が求められている。また、「相談員に対する援助」などを含む女性に関わるさまざまな専門家に対する多様なサービス提供は、間接的に女性にとって役立つ。また、女性をとりまく社会状況を改善するために行われる「女性に関する政策の提言」を行うことも、大学・研究機関は求められている。

⑤相談者以外に対する直接的サービス

女性問題は、成人女性だけの問題でなく、社会全体の問題である。したがって、女性のメンタルヘルスを向上させるためには、女性以外にも働きかける必要がある。たとえば、ドメスティックバイオレンス（ＤＶ）を予防するためには、デートバイオレンスを予防したり、未成年に対するＤＶ予防教

育を行ったり、加害者に対するプログラムを行ったり、広く市民向けの啓蒙活動を行ったりと、コミュニティ全体に対する対策をとっていくことが有効であると考えられている (Carter, 1999)。そのため、「中高生向けの暴力防止プログラムの実施」をすることが求められていると考えられる。また、ＤＶの被害を受けた女性を援助する際には、その被害者の子どももその暴力を目撃することからさまざまな被害を受けており (Fantuzzo, DePpaula, Lambert, Martino, Ander, & Sutton, 1991 ; Silvern, Laryl, Waelde, Hodges, Starek, Heidt, & Min, 1995 ; Taylor & Rosenberg, 1997)、「子ども向けのプログラムの実施」が大学・研究機関に求められている。この理由として、両プログラムの必要性を相談員が感じているにもかかわらず、当該施設でそういったプログラムが行われているところが非常に少ないという現状を反映しているのであろう。

また、「加害者向けのプログラムの実施」が大学に求められている。ＤＶ加害者である男性に対する援助をその被害者である女性に対する援助を行っている機関と同じ機関が行うことは倫理的に難しい。なぜなら被害者の安全性を確保することがより難しくなるからである。そのため、「加害者向けのプログラムの実施」を第3機関である大学・研究機関で行うことが求められているのであろう。

女性に対する暴力など、女性のメンタルヘルスを阻害する問題に、より効果的に対処したり、予防したりしていくためには、広く一般市民に向けた「啓蒙活動」が有用である。なぜならば、女性が何か困ったことがあった場合、まず家族・友人に相談する場合が多いからである。さらに、一般市民に対してだけでなく、司法・行政・警察・医療関係者など女性のメンタルヘルスに関わるさまざまな専門家に対する「啓蒙活動」も求められている。

⑥相談者以外に対する間接的サービス

③で述べた女性に対する長期的なケアと同様、子どもに対するケアや加害者男性に対するプログラムは、ＤＶ防止のためには必要不可欠なものである。したがって、女性に対する長期的ケアと同様に、より適切な支援システムを作るよう政府に働きかけるために、「子どもに関わる政策の提言」「加害者に関わる政策の提言」を行うことが大学・研究機関に求められているのであろう。

また、男性や子どもに向けた「より効果的な介入プログラムの作成」を行うことが大学・研究機関に求められている。

⑦施設・機関に対する直接的サービス

上記①は、すでに相談業務を行っている相談員に対するサービスであったが、大学・研究機関には、将来の「相談員の養成」を行うことも求められている。さらに「学生ボランティアの派遣」「ボランティア・カウンセラーの派遣」が求められている。この回答の理由として、現状では相談員の絶対数が足りていないことがあるのではないだろうか。そのため、さらなる相談員の養成や学生ボランティアやボランティア・カウンセラーの派遣が求められているのではないかと考える。

さらに、当該施設ではその運営資金が十分でない場合があろう。そのため、相談員の補充が必要であっても、正規の相談員を雇用する余裕がないため無償（あるいは安価）で使える学生ボランティアやボランティア・カウンセラーなどが求められているのではないだろうか。また、回答のなかには、「資金調達に関する助言」「直接的経済的援助」などがよせられているが、これはとくにＮＰＯ法人や民間開業では政府などの助成金の申請がその運営資金調達には必要不可欠であり、そういった女性のメンタルヘルスに関わる団体での経済的困難が回答に反映されていると推測される。

⑧施設・機関に対する間接的サービス

大学の本来の機能である「学生の教育」に対しても要望がよせられている。とくに、福祉や心理を学んでいる学生は将来的に女性のメンタルヘルスに直接関わる業務に就く可能性が高いが、残念ながら現状では女性のメンタルヘルスに焦点を当てている授業はあまり行われていない。したがって、福祉や心理の学生に対して女性のメンタルヘルスに焦点をあてた授業を行うことが将来の女性のメンタルヘルスに関する援助の質を向上させるために役立つだろう。聞き取り調査においても、『ジェンダー課題を認識してもらえるような相談員の養成』を求める声が挙げられている。

現在の女性センターはさまざまな構造的問題を抱えている。たとえば、売春防止法によって各都道府県に義務設置されている婦人相談所が、女性に対する暴力の相談を受けている。こういったことを反映してか、「女性セン

ターの役割・体制に関する調査研究」「女性センターの改善のための提言」を行うことが大学・研究機関に求められている。また、女性センターの相談員の多くが非正規の公務員扱いで働いており、正規の公務員と比較するとさまざまな待遇面での差別がある。非正規の公務員であったとしても、その業務は正規公務員と変わらない業務を行うことが求められていることが多いにもかかわらず、その処遇面では給料の面で手当てがなかったり、雇い止めがあったりするなど、相談員の地位は不安定な現状がある。したがって、「女性センターの相談員の地位向上に対する働きかけ」を大学・研究機関が行うことが求められている。

　上記から分かるように、日本では女性相談に関わる現状のシステムそのものに不備がある。米国においては、女性相談に限らず、福祉システムの多くがＮＰＯ法人によって担われている。政府から多くの助成金を得て運営しているＮＰＯ法人が多いが、それでも政府組織とは異なった第3機関としてＮＰＯ法人が機能しており、政府の施策に対してのロビーイング活動が活発に行われている。日本においては、ＮＰＯ法人が増えてきているものの、米国のような大きな力（多くの常勤職・専門家を抱えたとも言える）を持ったＮＰＯ法人の数は多くなく、日本では、米国においてＮＰＯ組織が担っているような政策に対するチェック機能や政策提言機能が第3機関である大学・研究機関に求めてられている傾向があると考えられる。聞き取り調査においても、『女性施策全体のアセスメントを学術レベルでしてほしい。公的立場はどうしても中立的・客観的になるから、バックラッシュに対して学問的権威として女性の立場を言ってほしい』という声がよせられている。

(3)　**女性相談施設・機関が大学・研究機関に対して貢献できること**
＜結果＞
　本アンケートでは、設問6－1で大学が当該施設に対して貢献できる可能性について聞いたが、質問の内容とは逆に当該施設が大学に対して貢献できることについて記述している回答が複数みられた。
＜考察＞
　2001年に「ＤＶ防止法」が施行されてから、女性センターや女性相談所、

市の健康福祉センターなどがＤＶ相談支援センターに指定され、それまでの業務と異なる役割を新しく担わなくてはならない相談員が増加したと考えられる。そのため、本節の(2)①〜⑦で述べたような相談員の養成、相談員に対するさまざまな援助を求める声が上がってきているのであろう。

　しかしながら、女性センターのなかには、女性相談の先駆者的な役割を担ってきたところもあり、また民間の相談所のなかには、かつて行政の相談において取り残されていた女性相談を積極的に行ってきたところもある。したがって、本アンケートの回答者は、新規の相談員からベテランの相談員まで含まれている。女性相談に関してさまざまな経験を持っているベテラン相談員は、大学や研究機関がこれまであまり女性相談に焦点を当ててこなかった現実について知っており、大学・研究機関よりも自分たちの方が女性相談に関してより多くの経験を持っていると考えることは当然である。このことを反映してか、学生や研究者に対して「スーパーヴィジョンを行うことができる」「女性関連の問題に対する知識の提供ができる」「学生の実習現場の提供ができる」という回答があった。また、女性相談の「現場」にいる相談員が、今の女性相談に必要とされる知識が何かということについて一番理解しているであろうことは想像に難くない。このことを反映してか、アンケートの回答のなかには「何を研究したらより現在の女性にとって役に立つのかという情報提供」「調査協力」を当該施設から大学に対して行うことができるという回答があった。聞き取り調査においても、『実践と研究の間の協働が必要。現場の声をきちんと学校のカリキュラムに入れたり、ジェンダー学との提携が求められている』という声がよせられている。

　私的な経験を述べると、本節の筆者がアメリカの大学院の社会福祉学部に在学していた際、授業にはさまざまな福祉の現場で働いている人が招かれ、そういった方々の話を聞く機会が数多く与えられた。臨床を学ぶ学生にとって、現場で働いている人の話を聞くことは非常に刺激にもなるし、机上の勉強をしているだけでは得ることのできない、その問題についてのより深い理解を得ることができたと感じている。したがって、大学の福祉や心理、医療、司法などの授業で、現役の女性相談員がさまざまな話をすることは、大学に対して大きな貢献となると考える。

(4) まとめ

　現状では、女性相談施設・機関と大学・研究機関はあまり接点を持っていないようである。しかしながら、協働していくことによって、お互いに利益を得ることができると考える。たとえば、大学・研究機関は、世の中に対して役立つ研究をすることが必要であり、そのために現場のニーズを知ることが必要であり、そういった現場のニーズを当該施設・機関などの女性相談の現場の人びとと協働していくことによって知ることができる。さらに、協働によって福祉・医療・心理・司法などの学生養成に大きな力となる。また、当該施設・機関にとっては、より効果的な介入の方法を知り、さまざまな女性相談に関する知識を得るために大学・研究機関を利用していくことができるだろう。あるいは、相談員のスキルの向上や相談員自身のケアのために大学・研究機関を利用することもできるだろう。さらに、政府に向けた提言を行っていく際に、現場からの現実のニーズに関する発言と、大学・研究機関の研究からの理論的背景をもった発言を組み合わせていくことによって、より説得力のある提言を行うことができる可能性が高まると考えられる。したがって、女性相談施設・機関と大学・研究機関との協働を進めていくことが、今後、よりよい女性相談システム・環境を作り上げていくために必要不可欠である。

　最後になるが、アンケート調査では、大学・研究機関と当該施設との協働を疑問視する回答も複数あったことを指摘しておきたい。これは、相談現場で働く人が研究者に対して持っている不信感を表していると考えられる。同じようなことが心理学の分野でも言われてきているが、これは研究者の興味本位（と受けとられるような）の研究や、相手を「被験者」として扱ってきた過去の負の遺産である可能性がある。女性相談施設・機関と大学・研究機関の協働のために、この現場サイドの不信感を払拭していくたゆまぬ努力を大学・研究機関が行っていかなくてはならない。

(5) 米国の実践例

　大学・研究機関が女性相談に対して行うことのできる貢献の例として「ミネソタ暴力と虐待防止センター」の活動をあげておくことにする。

ミネソタ暴力と虐待防止センター(Minnesota Center Against Violence & Abuse、ホームページアドレス：http://www.mincava.umn.edu/)

このセンターは、ミネソタ大学社会福祉学部内にあるもので、ミネソタ州立法府によって、ミネソタ大学社会学部教授であるエドレソン（Jeffrey L. Edleson）博士の主導のもと、1994年に立ち上げられたセンターである。このセンターのかかげているミッションは「暴力や虐待に関連する研究、教育を支援すること。また、暴力に関連する資料を手に入れることができるように支援することとである」。このセンターは主に三つの分野の仕事を行っている。

一つは、「情報の提供」である。この情報の提供は、二つのプロジェクトからなっている。それは、A）電子情報センター（the MINCAVA Electronic Clearinghouse, http://www.mincava.umn.edu/）と、B）女性に対する暴力に関するインターネット上の資料集（Violence Against Women Online Resources, http://www.vaw.umn.edu/）である。

A）電子情報センター：インターネット上のサイトにある、暴力に関する広範囲に及ぶ情報センターである。たとえば、どの大学でどういった暴力に関する授業が行われているかという一覧や、全文がオンライン上で読める暴力に関する数多くの研究論文一覧や、財源に関する情報や暴力に関する専門家や組織の一覧、暴力防止に関わる仕事の求人など、さまざまな暴力に関する情報をオンライン上で一括して知ることができる。

B）女性に対する暴力に関するインターネット上の資料集：米国司法省の社会正義プログラム室の一つである女性に対する暴力対策局（Office on Violence Against Women）との共同プロジェクトである。このサイトにおいても、さまざまな暴力に関する研究論文を読むことができる。

センターの仕事の分野の二つ目は、「教育」である。児童虐待防止に関する修士レベルの資格取得教育プログラムを提供している。このプログラムはすでに児童に関わっている教育者、ソーシャルワーカー、保育者、看護師、保健士、弁護士などに対するプログラムであり、毎年30～40人の児童虐待防止に関する資格取得者を輩出している。

センターの仕事の分野の三つ目は、「研究」である。ネットワークについ

ての研究プロジェクトであるリンクリサーチプロジェクトは、複数年に渡る情報頒布プロジェクトである。このプロジェクトは、児童相談所とドメスティックバイオレンスに関わっている機関と裁判所の間の結びつきを確立するために行われている。もう一つの研究プロジェクトは、女性に対する暴力に関する全国電子ネットワーク応用研究フォーラム（Applied Research Forum of the National Electronic Network on Violence Against Women : VAWnet）である。これは、ドメスティックバイオレンスと性的暴力に関する全米各地にある組織と組織連合に対して、インターネット上で、さまざまな研究論文を提供したり、お互いに討論を行う機会をもうけたり、その他の女性に対する暴力防止に役立つ資料を提供したりしている。

参考文献

Carter, J. 1999 Domestic Violence, Child Abuse, and Youth Violence:Strategies for Prevention and Early intervention. Retrieved December 31, 2004.

Fantuzzo, J.W., DePaula, L.M., Lambert, L., Martino, T., Ander, G., & Sutton, S. 1991 Effects of interpersonal violence on the psychological adjustment and competencies of young children. *Journal of Consulting and Clinical Psychology*, 59 (2), 258-265.

Silvern, L., Karyl, J., Waelde, L., Hodges, W.E., Starek, J., Heidt, E., & Min, K. 1995 Retrospective reports of parental partner abuse : Relationships to depression, trauma symptoms and self-esteem among college students, *Journal of Family Violence*,10 (2), 177-202.

Taylor, L., Zuckerman, B., Harik, V., & Groves, B. 1994 Witnessing violence by young children and their mothers. *Journal of Developmental and Behavioral Pediatrics*, 15 (2),120-123.

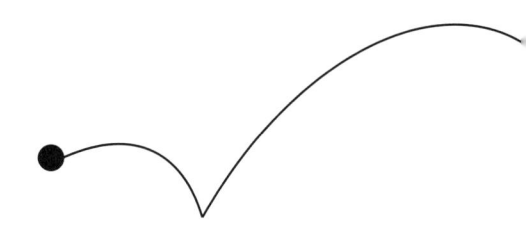

第 3 章

未来への提言

はじめに

　相談が地域社会の非医療機関において、とくに女性への差別的状況を解消するための拠点でおこなわれ、そこでの運営機能に女性のメンタルヘルスも包摂されるなら、そして女性のメンタルヘルスの歴史性を考慮に入れるなら、そこには独自の意趣や方法があってしかるべきだという問題意識は序章で述べられている。これへの応答としての問題提起が本章である。

　第1節で河野は、異常 vs 正常という二分法からの離脱、したがってこのコンセプトから導き出される「問題」（と見えるもの）への相談員のスタンスを、ストレス理論として提示し、さらにはそれに関わる社会支援概念を導入しようとする。このような試みは非医療機関だからこそ実践できるのであるし、しなければならないものであろう。医療や福祉処遇には、実践の中心として脱施設化がすすみ、共生社会の実現にむけて、わずかながらも進捗している。この視座から考えれば、女性センターなどの相談業務が相談とカウンセリングを区別し、後者に臨床心理士を雇用するということの意味を、深慮する必要があるのかもしれない。ここに「異常」と「正常」と区別したい心理が働いていないだろうか。ナラティブ・セラピーに治療者の「無知の知」というコンセプトがあるが、私たちは何を脱構築し、その後に何をしなければならないのだろうか。

　第2節の桜井論文は、女性センターで行われる相談業務の、一歩踏み込んだ分析・解析を試みている。なかでも分類行為に関する指摘や、女性センターを地域社会の社会資源として認識するような視点、また主体としての相談員への言及は斬新である。さらに相談業務のシステム化を提言している。思うに、もし女性センターにおける相談行為がたんにそれのみで完結するなら、女性センターでなされる必要はないし、また業務の意味は半減する。桜井はこれまでも

先進的役割をはたしてきた横浜女性フォーラムでの新しい試みに具体的に言及している。

第3節の竹村は、女性にたいするカウンセリングの今後の課題として、ＤＶなどにからむ身体性の問題やカウンセリング構造から必然的にたち現れる権力構造、現在の枠組みから漏れこぼれる「名づけえぬもの」を、あらたなカウンセリングのトポスにどのように登場させうるかを考察している。

女性の心理相談の「今後」を考察するさいには、女性相談の歴史的経緯や制度的側面の検討、現状分析のみならず、フェミニストカウンセリングの構造的力学を、批評理論、とくに精神分析や主体理論をとおして、新しく読み解いていく必要があるだろう。この要請を踏まえて竹村論文は、フロイトおよびラカンによる「転移」「逆転移」の概念（古いなどと言うなかれ。概念はそれを使う者の手によって、何度でも登場し新しい磁場を提供してくれる）を批判的に占有しながら、女性相談の場におけるカウンセラーとクライアントの権力関係を考察し、「個人的なことは政治的なこと」というフェミニストカウンセリングの理念を、現在の文脈でいかに個人に、そして政治に、再接続できるかを追求している。

理論と現実が乖離してはならない、とはよく言われることである。しかしこの二つが乖離することはない。なぜなら、現実を読み解くのは理論であり、理論が有効性をもつのは現実であるのだから。この意味で入れ子のような交差関係から私たちが自由であるわけはないのである。

（河野貴代美）

第1節

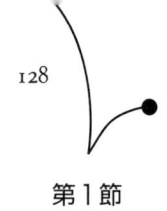

非医療機関における援助についての提言

河野貴代美

1. 訴えの脱病理化とは何か

(1) 非医療領域における脱病理化の意味について

① 「異常」 vs 「正常」という二分法

　狂気がいつごろからそれとして認識されたのか、中井久夫は、精神医学を狭義にいえば18世紀後半以降のものだとする。「それ以前の系譜をさかのぼろうとする試みは孤立的、離散的な諸事実に架空の連関と伝統を付与するに終わるであろう」(中井〔1999：1〕)と限定した考えを述べる。

　ミシェル・フーコーは、15世紀にたくさん作られたらい病施療院から病者が消え、そこに狂人や廃疾者が移されたことと、「阿呆船」が実在し、「気違いという船荷をある都市から別の都市に運〔ぶことによって〕」(1972=1875)彼らがかつて特権として持っていた浮浪という自由に歯止めをかけたようとしたことを、絵画や著作から論証する。これはこの時期「狂者」の存在が認識され、このような方法で管理されたということを意味する。

　精神医学の歴史は、狂気を近代医学に包摂するためにいかに症状を分類するかに第一の努力を払ってきた。換言すれば、それは正常と異常を峻別するという行為に他ならない。言うまでもなく医学とは分類の学である。かつて狂気は病気という概念には含まれず、したがって治療されることはなく、地域社会で放置されてきた[★1]。また地域社会にもこのような人たちの存在が容認

★1　たとえば石牟礼道子は『椿の海の記』(石牟礼道子全集第4巻　藤原書店　2004)において、同居する彼女の祖母が、状態が悪化すると竹の杖をもって近所を放浪することを、慈しみ深く描いている。
★2　アメリカのソーシャルワーカー、ドロシア・ディックスは、1884年にマサチューセッツ州議会に精神病院や刑務所の劣悪な環境の改善を求めた報告書を提出。各州に最低一つの州立精神病院を建設するよう提言した。たとえば筆者の働いていたボストン州立精神病院などは、1940年から60年にかけて、何万人という患者が「収容」されていた。

されていた。19世紀以降は近代医学に含まれることによって、隔離と収容（による治療）が行われてきた。どちらが病者にとってよいかは本節の課題ではないので論議や評定を控えておこう。
　狂気とは何なのか。ドナルド・レインは興味深い例を述べている。

　　ある精神病院の17歳の少女がわたしに言った。彼女は自分の内側に原子爆弾をもつがゆえにおそれられている、と。これはもちろん妄想である。しかし自分たちが最後の審判の日の武器を持つことを誇りかつ脅かしとするところの、この世界の政治家のほうが、はるかに危険であり、「精神病的」というレッテルを貼られる人びとの多くより、はるかに「現実」から疎隔されている（Laing〔1960＝1971：7〕）。

　さらにはフーコーの言うように、「病が特殊な状況によって表される本質として仮定されるようになった」（フーコー〔1966＝1970：13〕）し、また「病とは、それを認める文化の内部においてのみ現実性と価値を持つ、ということである」（同：106）。「進歩とはなかんずく、邪悪なものの排除であった。この観点からする時、魔女も、働かざる者も、理性をもたざる者も、伝染病者も、いな病いもその原因たとえば最近は細菌も、医学においても看護においてもひとしく排除清掃されるべきもの」（中井〔1999：167〕）となったのである。
　ここには、それぞれの「専門的立場」から、二項対立的パラダイムへの疑義が提出されているように思われる。このような問題提起こそ、私たちの研究領域で考慮・実践されねばならないものではなかろうか。
　②非医療領域における二分法からの離脱
　私たちが研究領域と設定した現場においては、「問題」や「訴え」が異常vs正常というカテゴリーを下敷きに捉えられてはならないことはこれまでも言及してきた。また相談員に診断めいた行為が許されないのは言うまでもない。むしろこのようなカテゴライゼーションを脱構築するようなスタンスで援助ができるかどうかを問うことが重要である。これを脱病理化のスタンスと呼んでおく。
　脱病理化とは字義通り、訴えを病理化しないという意味である。相談者の

訴えは時に一貫性を欠き、よく理解できないことがあるし、また感情自体が未分化である場合も多い。結果よく理解できないまま、ストーリーの背後にあるもっと重要な訴えを見落として、表面的な処遇でよしとしてしまうこともあるだろう。このように相談員が困った時に、DSMとか従来の通説的な分類にクライエントを当てはめるとか、わけのわからない病者として見がちである。そしてそれは容易であり、診断名で相談者をみることは少なからず相談員の自己評価を上げることにもなる。

フェミニストカウンセリングは筆者がこの言葉を使用して以来、そのプリンシプルとして脱病理化を使ってきた。しかしこの字句の背後には、病理的（であるもの）の存在という了解がある。もし病理的存在を了解するのであれば、対極に非病理、つまり「健康」を措定しなければならない。これができようとできまいと、このような二項対立―異常 vs 健康といっても、理性 vs 非理性といってもよい―の発想のパラダイム変換こそが、ここで提起したいことである。

女性センターなどにおける心理臨床士の雇用目的が、「面倒な（あるいはよくわからない）相談者のためである」ということを聞くが、もしそれが「異常者」の来所を少なからず前提にしているなら、このスタンスこそ非医療領域において、一番不必要なものであるはずだ。そうではない、というなら、「一般相談員」あるいはフェミニズムの視点を持ったカウンセラーが感じる臨床心理士への「引け目」はなぜなのか、と問うてほしい。言うまでもなく臨床心理士の雇用に短絡的に反対しているのではない。

2．相談員にとって、どのようなスタンスが考えられるか

(1) ストレス理論
①ストレス理論の応用
「専門家」として相談者の物語を聞くときどのような姿勢が、相談者を安

★3 「女性センターにおける相談業務ガイドライン―相談業務の基本方針」（『フェミニストカウンセリングの未来 第4巻』新水社、1999、p162）において、筆者は＜相談内容を安易に"問題化（病理化）しないこと＞と初めて表現した。

易に「病理をもった者」とみなさない、つまり、どのように背後の病理的理解を脱構築できるかは、問題や問題を持つ人とその人の状況をいかに捉えるかという、状況的文脈の理解やある意味での人間観が横たわる。

　従来のような文脈において心理的問題や破綻の犯人捜しをせず、つまり原因と結果の因果関係から自由であることは、換言すれば二項対立からも自由であるということにならないだろうか。心理的破綻や困窮の原因が生育史にあるとか、もって生まれた素因だとか、ではなく誰にとっても心理的破綻の可能性はあり、それはストレスにある、と推定するのがストレス理論である。[★4]

　一般的にストレスは人生上のマイナス要素として考えられがちであるが、まったくストレスのない生活が想定しにくいだけでなく、それが個人（内的）や状況（外的）にどう働くかによってはプラス（マイナス）の要素に働くことはよく知られている。この両要素のバランスをうまくとることが精神保健に関係をもつことは言うまでもない。

　このような観点にたてば、ストレスに晒されたことなどない、という人はいないわけで、その人の心理にいかなるストレスが掛かり、結果どのようなディストレスの状態にあるかは、誰にとっても一度や二度は体験済みのことであろう。したがって特定の症状も特別な「病者の問題」ではなくなる。さらにこれは、人（女性）を絶えず環境において捉え（Person-in-Situation）ること、また環境との関係性（Person-in-Relation）において捉えるという観点で、有効な理論である。

　ストレスとは、1)心身の安全を脅かす環境や刺激、2)環境や刺激に対応する心身の諸機能・器官の働き、3)対応した結果としての心身の状態の三側面から構成されており」(小杉編著〔2002：2〕)、1)はストレッサー、つまりストレスを引き起こしている元凶で、2)はそれによって起きているストレスへの心身の対処状態、3)はその否定的結果としての反応、たとえば混乱やうつ状態等である。

★4　心身状態におけるストレスの重要性にいち早く着目し、それを理論化したのは、ハンス・セリエであり、1950年代から彼の研究は世界的注目を浴びることとなる。

図1　心理学的ストレスモデル

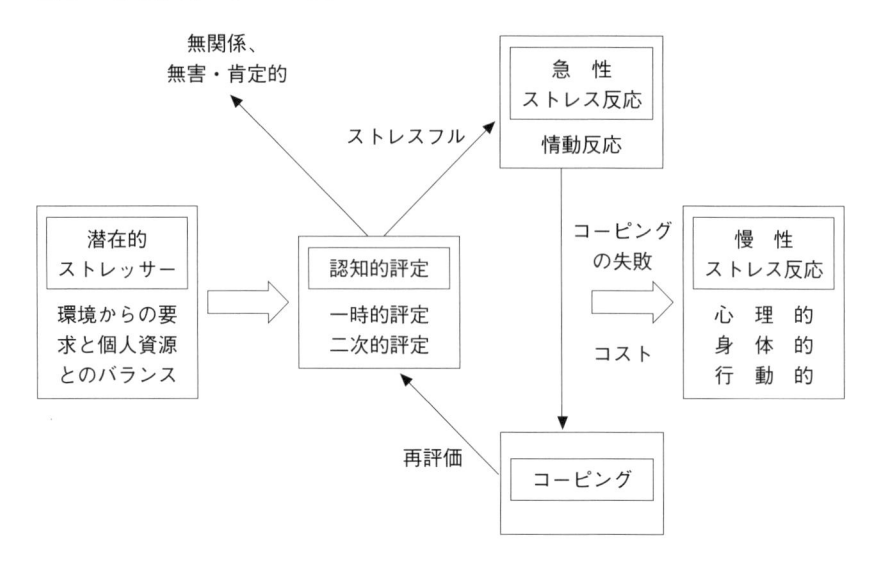

```
                無関係、                      ┌─────────┐
                無害・肯定的                  │ 急　性  │
                     ↑                       │ストレス反応│
                     │      ストレスフル      │─────────│
                     │         ↗              │ 情動反応 │
                     │       ↗                └─────────┘
┌─────────┐         ┌─────────┐  コーピング   ┌─────────┐
│ 潜在的  │         │         │  の失敗       │ 慢　性  │
│ストレッサー│  ⇒   │ 認知的評定│      ⇒       │ストレス反応│
│─────────│         │─────────│               │─────────│
│環境からの要│         │一時的評定│               │心 理 的 │
│求と個人資源│         │二次的評定│               │身 体 的 │
│とのバランス│         │         │   コスト      │行 動 的 │
└─────────┘         └─────────┘               └─────────┘
                         ↑           ↓
                       再評価    ┌─────────┐
                                │ コーピング│
                                └─────────┘
```

②ストレスモデル理論

　一般的に心理学的ストレスモデルの概要（同：104）は図1のようである。ここに示されているモデルは「心理的、社会的なストレスについて、〔略〕いままでの刺激と反応という単純な図式ではなく、ストレス因となる広義の環境と人間との間のたえず流転変化しつつある関係を、その相互作用としてとらえて、多変量的なシステム理論に組み立て、ストレスという過程のなかでは何がどのように動いているかを解明する（林編・訳　R.S.ラザルス講演会〔1990：1〕)」システムモデルの一つである。

　このモデルを実際の現場でどのように使うかについて、さらにコーピング（対処方法）については紙枚の関係で触れられないことをお許しねがいたい。

3．エンパワーメント・モデルの構築—システムと関係性

(1)　エンパワーメント・モデルの使用とそのパラダイムの転換
①回復モデルとしてのエンパワーメント

　非医療領域における援助において、私たちはどのような回復を提示できる

のだろうか。診断がなされ、それに対する治療が行われ、その実践者である医師とそれを受ける患者という構図を医学モデルと言う。わたしたちの研究領域が非医療領域であって、医学モデルのように必ずしも与え手(プロヴァイダー)と受け手(レシピエント)という厳密な構成を持たない以上、そして医学のような訴えの分類にとらわれないとすれば、相談業務で最も有効な回復のモデルは、「エンパワーメント・モデル」をおいて他にないであろう。

②エンパワーメントの定義

エンパワーメントの定義は、「個人がそれぞれの生活状況を改善するための行動を起こすことができるよう、個人的、対人的、政治的なパワーを強めていく過程である」(Gutierrez 他〔1998＝2000：41〕)とされている。概してエンパワーメントといえば、個人が自己の内的力を発見するとか再獲得することだと理解されているようだが、看過されがちな命題は、個人的レベルでのみで補填されるのではなく、このようなパワーがシステムの改革にまで及ぶパースペクティブの必要性である。これが前述の定義においても強調されている。

エンパワーメント・モデルが治療や回復にとってパラダイムの転換になるのは「人間のニーズを充足させていく上で必要とされる社会変革を個人的および政治的に実現する手段とみなしている」(同：i)からである。伝統的「治療」の回復目標が個人的レベルにとどまっていることを考えれば、エンパワーメント・モデルは中西や上野(2003)のいう「当事者主権」の概念と重なる。

相談者やクライエントにとって、よりよく生きられるためには、そのような社会の実現が不可欠であるばかりか、そのための提言や実践の一参加者であることが要請されてしかるべきだろう。なぜなら困窮している(した)者ほどその実態を知り、どのような改善が望ましいかを知っているはずだから。たくさんの自助グループの理論基盤はここにあり、彼らの活動領域もまた非・脱医療領域である。換言すれば自助グループとの連携作業は概念的にもエンパワーメント・モデルに含まれているはずだ。

(2) エンパワーメント・モデルの歴史とその理論
　①ソーシャルワーカーの実践から
　このモデルの歴史は、とくにフェミニズムの発祥以降、女性に対する暴力問題において注目を浴びてきており、1995年の北京における第4回世界女性会議以来、共通語として認知されるようになった。

　しかし、事実は「100年以上にわたってソーシャルワーク専門職が一貫して追求してきたテーマ」（Gutierrez他：3）である。100年前は社会福祉の援助領域において、富の集中という経済的階層化の問題が取り上げられ、以降社会福祉は資本主義の補完的役割であってはならないという声が社会福祉援助に長い間続いた。ソーシャルワーカーが社会構造に注視するのは当然であるし、このような視座から研究や実践が思考されていたとすれば充分に納得がいく。

　それにもまして、当時も昨今もマイノリティ（非白人、障害者、高齢者、女性、子ども、病者）の、ほとんど資源を有せず、したがって無力化されているグループへの配慮の必要性は高まっており、本研究はその認識ともあいまっている。

　その後、70年代、女性に対する暴力への認知が広がるにつれ、暴力に対して無力化されてきた被害女性の回復の道筋にエンパワーメント・モデルが使われることになった。★5 構造的、制度的な差別社会・文化においてこの試みはパワーの再配分のみならず、究極的には暴力社会の廃絶への努力までをも含んでいる。

　②概念構成の例
　ソーシャルワークの援助に関して、エンパワーメント概念の特徴をB・ソロモンは以下の4点としている。1)クライエントが問題解決の主導者であると自認できるような援助、2)クライエントが自ら活用できる知識や技術を自認できるような援助、3)クライエントがソーシャルワーカーをパートナーと

★5　1974年に「アメリカ心理学会」内で性差別に反対するフェミニスト心理学者が＜女性を心理療法する時のガイドライン＞（河野貴代美「フェミニスト・セラピー」渡辺和子編『アメリカ研究とジェンダー』世界思想社、1997、p192）を1974年に作った。当時エンパワーメントという表現は見当たらないが、以降フェミニストカウンセリングの回復理念となった。

みとめるような援助、4)クライエントがソーシャルワーカーによって抑圧的な社会制度改革に取り組めるように理解を深める援助、である（太田・秋山編著 1999：124）。

このような視点のもとに展開されるエンパワーメント実践に関して、グティエーレス他は、表1のように整理している（Gutierrez 他：284）。

表1　エンパワーメントの展開の構成要素と領域

個人（自己認知）	対人関係（知識／技能）	コミュニティ／政治参加（活動）
自己認識	主張すること	援助すること
自己受容	妥協への限界を設定すること	他の領域を管理すること
自己への信頼感	援助を頼むこと	貢献すること
権利を有しているという感じ	問題解決	
	批判的思考	
自尊感情	資源の利用	

ここでは個人レベルと対他関係レベル、および社会参加レベルでのクライエントの成熟が期待されている。同時にパワーを獲得していく際の、具体的な目標が明確であり、このような努力目標は相談者とも容易に共有できるものであるだろう。

3．社会支援の機能とその概念化について

(1) 社会支援と本研究領域における関連
①地域社会での自助グループのようなグループ援助

社会支援は本研究領域における援助実践を考察する際の、非常に重要なキーコンセプトである。本研究が社会支援に注目するのは、一つは非医療領域における援助には、専門家にもまして非専門家の支援や援助が重要でありかつ効果的であろうと思うからである。地域社会で作られているテーマごとの自助グループはそのようなものの一つである（第3節桜井論文参照）。たとえばアルコール（AA）や麻薬依存者（NA）のための先行グループの有効な活動は広く知られているし、女性の暴力被害者の自助グループもたくさ

ん存在する。★6 二つはこれまで述べてきたように、異常 vs 正常という二分法発想をとらないとすれば、誰でも心理的破綻に遭遇し、程度の差こそあれ、誰でも援助者たりえると信じるからである。

　これまで社会福祉協議会が中心になった「ボランティア」の活用が自然災害などで取り上げられているものの、援助は身体的、物理的なレベルにほぼ限定されているようである。10年前の阪神淡路大震災では、公園等でテント生活をしている人たちの不安や苦痛を聞いてあげようという動きがあり、ボランティア希望者の訓練などがあった。★7 筆者も当時このような活動にかかわった体験がある。2004年10月の中越地震では、このような声をあまり聞かない。ボランティア的援助は具体的レベルで行われ、いまだ「善意」を超えるものにはなっていないだけでなく、その概念化が実践に追いついていないと思われる。

　②社会支援の背景

　この概念や実践を基本的に支える背景は、第一に「ポスト・モダンの時代」★8 に深くかかわる。20世紀中庸まで、成長や進歩を掲げうねってきた近代の歴史は、その使命や方向性を問い直され、立ち止まらざるをえなくなる。近代社会がめざしてきた、効率や利便性はたとえば環境との相克を生み、文化価値を一元的に操作することによって、人間社会の差異を無視し、差別や暴力を肥大化させてきたと言える。そしてある意味で人間性の荒廃をも生み出した。

　ポスト・モダン言説が女性のメンタルヘルスに与えた影響を端的に表現すれば、一つには、専門家（性）への疑義であり、そのなかに含まれるのが、彼ら専門家による「狂気」の定義の硬直性やその限界から導き出される援助

★6　たとえば、岩田泰夫著『セルフヘルプ運動とソーシャルワーク実践』（やどかり出版、1994）があるが、当該書で岩田はいみじくも自助活動を運動と表現している。社会支援を考える時にそれはまさしく運動と呼んでいいような理念と力学をもっていると言える。

★7　中井久夫編著による『1995年1月・神戸"阪神大震災"下の精神科医たち』（みすず書房、1995）とか同編著『昨日のごとくー災厄の年の記録』（みすず書房、1996）等に述べられている。

★8　近代史では「モダン」はおおむね最近の500年ぐらいのことであり、近代語ではだいたい最新の100年、モダンな家具といえば、たかだか100年ぐらいという意味で、「モダン」が必ずしも時間軸上の共通の時代をさしていない、とキャサリン・ベルジーは『ポスト構造主義』（折島庄司訳、岩波書店、2003）で述べている。ここでは過去50年ぐらいとする。

★9　治療的方法として、ある種の短期療法、ナラティブ・セラピーなどは、深くポスト・モダン理論に影響を受けているといえる。

能力である。さらには女性の心理発達への無関心・無視があり、心理学の発達・治療モデルは常に男性がモデルであった。この実態を差別だと告発したのがフェミニズムであったことは既述したし、また本書の著者の幾人かも詳述している。

このような状況の下、新しく社会福祉のキーワードである「共生社会」の概念が立ち上がることになる。これは障害者、高齢者等の脱施設化をうながし、地域社会で共に暮らすという思想である。誰でもあらゆる障害事態に巻き込まれ、晒され、またいつかは高齢になることを避けられないとすれば、「共生社会」こそ、あるべき社会の理念であるだろう。私たちは自分を取り巻く他者との交流なくしては、生存する意味も価値も見出せない。共生社会を下支えするためには生態学（エコロジー）の視点も欠かせないのである。

(2) 社会支援の概念とその実践理論
①社会支援とストレス理論の関係

社会支援がいかに人々のストレスを緩和させるかに関しての仮説がある。図2は緩衝的仮説と言われ、多くの検証がなされている（パラド他編〔1999＝2003：240〕）。

私たち人間の実存はあらゆる位相において、環境＝他者との軋轢や緊張の下にあると言える。一般的に、人々のメンタルヘルスを考えるとき、縦軸的にそれぞれの人生段階におけるメンタルヘルス（たとえば青年期の、とか老

図2 社会的支援とストレス

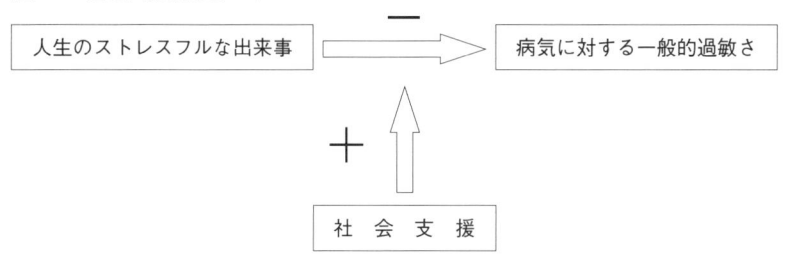

人生のストレスフルな出来事　→（−）　病気に対する一般的過敏さ
　　　　　　　　　　　　　　↑（＋）
　　　　　　　　　　　　社 会 支 援

★10　共生社会の概念はもとより社会福祉から出てきているが、本研究の究極の目的もこの理念と重なる。

年期のとか）と、横軸的な状況のそれを想定できるだろう。それぞれの危機的状況において何らかの手助けが差し伸べられれば、どれほど危機的状況を切り抜けられるかは容易に想像できる。

　この緩衝的仮説は単純に見えるが、改めて大きな意義を持つと考えられるのではないだろうか。社会支援にとって重要な基本概念の一つは、メンタルヘルスとストレスの関連にある。ここにおいて三者はトライアングルのような関連を持つのである。つまりメンタルヘルス・ストレス・社会支援である。

　②メンタルヘルスと予防的思考
　日本において「予防医学」が、健康診断以外にさして重要視されていないことと重なって、精神保健の領域でも、看過されている。上述のトライアングル関係のなかでも社会支援が充分にシステム化されれば、それが地域社会で行われるからこそ、高い予防的機能を持つ、と言える。もし危機的状況下にいる人に援助が与えられれば、医療機関に至るような究極的な破綻を防げる可能性は増すだろう。この意味で非医療施設や機関が啓蒙や啓発事業のなかに含みこまなければならないコンセプトは、予防概念に踏み込んだ社会支援のシステムを立ち上げていく機能であると思われる。

　またコンサルテーションの仕事も非医療領域で重要な役割である。これは、地域社会における教育・啓発・啓蒙・研修のために、「準」専門家を育てるためのスーパーヴィジョンのことである。たとえば、学校の教師に子どものメンタルヘルスについて講義するとか、大学のセクハラ担当相談教員への訓練とか、企業内での精神保健相談の研修などを含む。「時間制限的、目的的、かつ知識をもったエキスパート、つまりコンサルタントと、知識をもたない非専門家、つまり相談者との契約的関係にかかわる問題解決の専門的技術」とパラドはその特色を述べている（同：216）。コンサルタントの育成もまた急務である。

引用文献

大田義弘、秋山薊二編著　1999『ジェネラル・ソーシャルワーク──社会福祉援助技術論』光生館
小杉正太郎編著　2002『ストレス心理学──個人差のプロセスとコーピング』川島書店
中西正司・上野千鶴子著　2003『当事者主権』岩波新書　岩波書店
林峻一郎編・訳　R・S・ラザルス講演会　1990『ストレスとコーピング―ラザルス理論への招待』星和書店
Foucoult, Michel　1966　*Maladie Mental et Psycholoqie* P.U.F. Paris ＝1970　神谷美恵子訳『精神疾患と心理学』みすず書房
Foucault, Michel 1972 *Histoire de la Folie a L'age Clssique* Paris：Gallimard ＝1975　田村俶訳『狂気の歴史―古典主義時代における』新潮社
Gutierrez, Rorraine M., Persons, Ruth J., & Cox, Enid Opal 1998　*Empowerment in Social Work Practice : A Sourcebooks* Pacific Grove, CA：Books/Cde Cole Publishing Co. ＝2000　L・M・グティエーレス、R・J・パーソンズ、E・O・コックス著　小松源助監訳『ソーシャルワーク実践におけるエンパワーメント』相川書房
Laing, Donald. R. 1960 *The Divided Self : An Existential Study in Sanity and Madness* London：Tavistock Pulication Lid. ＝1971　坂元健二、志貴晴彦、笠原嘉訳『ひき裂かれた自己』みすず書房
Parad, Howard. J & Parad, Libbie G. 1999　*Crisis Intervention Book 2-The Practitioner's Sourcebook for Brief Therapy*（2nd ed.）Ontario, Canada：Monticove Publishers ＝2003　河野貴代美訳『心的外傷の危機介入──短期療法による実践』金剛出版

第2節

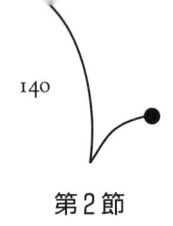

地域の社会資源としての女性センター

桜井陽子

1．相談事業の困難とシステムの必要性

(1) フェミニストカウンセリングと女性センター相談事業

　すでに述べてきたように、自治体によって設置された女性センター[11]における相談事業の目的は、第一義的には女性が直面する困難を受け止め、課題解決に向けて支援を行うことにある。同時に、相談の現場で語られる一見個人的に見える問題が、実はこの社会のありようと密接に結びついているとの前提に立ち、相談現場で把握する女性のニーズを視点に、行政施策に対するアセスメントを行い、社会システムの変更を迫るという目的を持っている。

　川喜田好恵は女性センターの相談事業について、「女性の悩みには文化・社会的な背景があり、ジェンダー意識や社会制度への認識なしに女性へのカウンセリングをすることはできない〔略〕。女性を旧来の役割に適応するように援助するのではなく、一人ひとりの自律と自立につながる支援を提供すること」(川喜田〔1999：1〕)がその目的であると述べている。

　自治体によって設置された女性センターの相談事業をいま一度整理すると、①女性が抱える問題や悩みを、女性にとって依然として差別的な社会構造や社会制度を認識するなかで女性自身が再定義し、問題解決や回復に向けて力をつけていくことを支援し（心理的側面のサポート）、②そのことによって女性自身に潜在する力が引き出され、具体的課題解決に向けて行動していくことを支援し（ソーシャルワーク的側面のサポート）、さらに、③個々の問題や悩みの背景にある社会的課題を行政施策に反映させ（行政施策へのアセスメント）、④市民社会に向けての問題提起を通じて社会システム

---

[11] 国立女性教育会館のデータベースによれば、女性センターは全国に337施設。そのうち86％が自治体等によって設置された公設公営・公設民営の施設である。

の変更を迫る（市民への問題提起）、という目的をもって行われると言える。

　女性センターの相談事業は、フェミニストカウンセリングを標榜するとしないとにかかわらず、多くの点でフェミニストカウンセリングと重なると言っていい。女性センターの相談事業が、自治体によって設置された他の多くの主訴別相談事業と異なる一番の特徴は、"女性問題解決の視点"（兵庫県立女性センター）、"ジェンダーにとらわれない視点"（大阪府立女性総合センター）、"フェミニストカウンセリングの視点"（目黒区男女平等・共同参画センター）といった表現で表される、相談事業のあり方に自覚的であろうとする点である。

(2) 女性センター相談事業の困難
①根拠法のないあやうさ

　こうした目的、特徴を持つ女性センターの相談事業は、主にその成り立ちからいくつのも困難を抱えている。ここでは３点あげたい。

　１点目は、目的や業務を規定する根拠法がなく、関連して措置権等に関する権限がない点である。自治体によって設置された女性センターの大半で、規模や方法は異なるが、相談事業を実施している[12]。しかし、ＤＶ防止法によるＤＶ相談支援センターや、また売春防止法とＤＶ防止法によって規定される女性相談所（婦人相談所）、さらに児童福祉法によって規定される児童相談所などと異なり、全国の女性センター相談事業は根拠となるべき法律がない。

　第１章で見たように、女性センターは1980年代に自治体の女性行政を推進する３点セット（女性政策担当部署の設置、行動計画などの策定、女性センターの開設）の一つとして各地に設置されていったが、そのなかでどのような事業を実施するかは、設置主体である自治体に任されていた。多くは、先に開設された女性センターの事業内容をみて、講座やセミナーを実施する学習・研修事業や関連の図書や資料を収集し提供する情報事業とならんで、女

---

[12] 国立女性教育会館のデータベースによれば、公設公営・公設民営の女性センターのうち84％の施設で相談事業を実施している。

性センターには相談事業があるべきものというほどの認識で事業化していったというのが実態であろう。

当然、「女性センターの相談って、一体なにをやっているか見えにくい」「女性のグチのはけ口になっているだけではないのか」といった批判が自治体内部からも聞こえてくる。女性センターの相談事業が自治体によって設置されたにもかかわらず、その自治体においてすら対人援助事業としての位置付けが明確にされていないというのが、1点目の困難である。

②定型のない業務の範囲や内容

2点目は、したがってその目的や日々の相談業務についても、全国的に統一された規定がないばかりか、自治体においても明確な枠組みはなく、業務の範囲や内容に大きな幅があることである。今回のアンケート調査、インタヴュー調査の結果をみるまでもなく、女性センターの相談事業の内容は、多様をきわめている。カウンセリングを主体に相談事業を実施しているところ、DVの相談が増えるにしたがって警察やシェルター等への同行サービスや医師・弁護士等へのリファーまで行うところ、相談者の心身の健康回復のための医学的、心理的な指導までを行うところ、あるいは実態として身の上相談と変わらないところと、さまざまである。

もっともこの困難は、逆に個々の女性センターによる裁量が大きいということもでき、その時代に合わせた、さらにその地域の女性の相談ニーズに合わせた相談事業のあり方が可能となるという利点にもなる。しかし問題は、設置目的や必要な視点についての認識と実際の業務の遂行方法が、女性センター内でも担当部署や立場によって、あるいは同じ相談室でも相談員によって、バラつきが生じるということである。同僚の相談対応をみていて「ハラハラする」という相談員の声を聞くことも珍しくない。

女性センターの相談事業には、福祉や医療現場におけるソーシャルワーク・サービスでは当たり前の業務遂行マニュアルもなく、後述するが、相談の質を保障するための研修やスーパーヴィジョンすら行われていないところもある。第2章でみるとおり、相談員の採用についても経験や資格などの明確な基準をもたないところが多い。その結果、目的を達成するために必要な業務の標準化は図られず、さらに女性センターとそれを設置した自治体関係

部署との間でも女性センターの相談事業に関して、その目的や事業内容に共通認識を保つことは大変難しい。

③相談現場と方針決定との乖離

3点目は、女性センターの相談事業に携わる相談員に関連した困難である。女性センターの相談員の大半は非常勤であるというのはよく知られた事実である。今回の調査でも女性センター相談員のうち常勤（正職員）はわずかに7.4％にすぎず、90.8％が非常勤という不安定雇用のなかにいることが明らかになった。今回はこれ以上詳しくは調査しなかったが、非常勤のなかには民間カウンセリングルームからの派遣相談員も少なからず存在すると思われる。別の調査によれば、民間カウンセリングルームからの派遣相談員の割合が女性センター固有相談員の割合を上回っているという結果もあるほどだ。[★13]

非常勤であっても弁護士や医師、あるいは保健師など専門性が確立された職種であれば、そこでの権限は一定程度確保されるのであるが、第2章でも述べたとおり、女性センターの相談員の場合は採用基準が曖昧なこと、資格や学習歴や拠って立つ理論や技法についても他の相談機関に所属する相談員に比べ多様であることなど、専門性が確立しているとは言いがたい状況にある。

このことは2点目として指摘した業務の標準化が困難であることにつながるが、それ以上に問題にしなければならないことは、女性センター相談事業の組織管理上の困難に直結する点である。すなわち、自治体が設置した女性センターの多くで、相談現場は非常勤相談員や民間機関からの派遣相談員が担い、その相談事業がどのようにあるべきか、どのように運営されるべきかを決定していく権限は、2、3年ごとに異動する自治体職員にあるという構造ができあがっている。この点が同じ非常勤でも志を同じくするNPO法人や個人的色彩の強い民間カウンセリングルームと大きく異なる点である。

個々の相談員が研修を積んで、相談事業の目的や視点を理解し、日々の相談現場でそれを実践しようとしても、それが可能か否かは、ひとえに相談事

★13 「女性関連施設における相談員研修についての調査」（全国女性会館協議会、2002年）によれば、プロパー職員12％に対して民間カウンセリング機関からの委託が21％をしめていた。

業を担う組織のあり方にかかっている。そしてどのような相談員をどのような雇用形態で採用し、具体的にどのような視点での相談を実施するかについて、女性センターの相談事業の場合、その組織の意思決定に現場の非常勤相談員が参加できることは稀である。女性センター相談員はこうした構造のなかで働いている。

(3) システムとしての相談事業
①相談システム構築の必要性

　女性センターの相談事業がいかにあるべきかを論じる場合、相談という行為自体が相談者と相談員という個人対個人の関係性のなかで行われるがゆえに、従来、相談員個人のあり方に焦点があてられることが多かった。具体的には資質や習得した技法、拠って立つ視点や相談に臨む姿勢、さらにそれらに大きく影響する処遇や研修のあり方等々について主に焦点があてられてきた。

　しかし上記で述べたように、女性センターの相談事業は、その成り立ちから、相談員個人の資質や力量を超えた、組織としての構造的な困難を多く抱えてしまっている。相談員のバーンアウトは、この困難をなによりも相談員が個人としての力量で解決しようと頑張ってしまった帰結ではないだろうか。また、女性センターの相談員の自分の仕事に対する満足度が女性相談所や民間シェルターで働く相談員に比べて低いのは、こうした困難を抱えた組織にいる不全感の表出にほかならない。[★14]

　構造的な問題は構造的に解決していかなければならず、そのためには、相談事業を相談システムとして確立する必要がある。システムとは「一つの概念や対象は、それが最小のものでない限り、さらに大きな概念や対象の構成要素になっているとする、要素の複合体的体系論である」（秋山〔1999＝2002：44〕）。すなわち、相談者と相談員の個人対個人の、相談という行為をそれ単独で捉えずに、全体を統合するシステムのなかに位置付け直すということで

[★14]「配偶者等からの暴力に係る相談員等の支援者に関する実態調査」（内閣府、2002年）によれば、相談業務を通じての満足感や充実感が「よくある」「たまにある」の割合は、民間シェルター相談員が74％、DV相談支援センター相談員が57％に対し、女性センター相談員は49％にすぎなかった。

②不可欠なソーシャルワーク的サポート

　相談事業をシステムとして構築しなければならないもうひとつの理由は、女性の相談ニーズの変化に起因する。ＤＶやセクシュアル・ハラスメントなど具体的問題解決を迫られる相談がふえてきたという変化である。今回のアンケート調査でも多くの回答者が過去10年間の相談内容や相談者の様子に変化があったとしており、その対応として「他の施設と連携」をあげている。女性センターの相談員はカウンセリングなど心理的なサポートを行いつつ、具体的問題解決に向けての行動へのサポート、すなわちソーシャルワークとしてのサポートが不可欠になってきた。

　ソーシャルワークを論じる際に、一般システム論からの援用、エコシステム的視点（秋山〔1999＝2002：50〕）の導入などがすでに行われているが、それはソーシャルワークがたとえ個人を対象にしても、生活する個人の状況を社会（環境）のありようとの関係でとらえ、援助の実践においても多分野のいくつもの方法、社会資源を駆使するといった統合的な視点が不可欠であるためである。女性センターの相談事業も、年々増加するＤＶの被害を訴える女性からの相談への対応など、ソーシャルワーク的な活動が求められ、さらに女性センターという総合施設としての資源を活用しての支援、地域社会の多様な社会資源と連携しての支援が不可欠になっている。相談室はもはやそれらを一つの体系として機能させないかぎり、相談者にとって有効な支援は生まれない状況になっているといっても過言ではないだろう。

③女性センターの相談システム

　それでは具体的にシステムとしての相談事業とはどのようなものであろうか。女性センターにおける相談事業をシステムとその構成要素で示したものが、図３である。ここでは、〈1〉個々の相談実践を支える相談事業としてのシステム、〈2〉相談事業を支える女性センター事業としてのシステム、さらに、〈3〉女性センターと地域の社会資源との連携を視野に入れた地域社会における女性のメンタルヘルス支援のシステムをあらわしている。

　女性センターの相談事業は個々の相談員がフェミニストカウンセリングを理解しその視点や技法を身につけてもそれだけでは充分ではなく、相談員が

図3　女性のメンタルヘルス支援システム

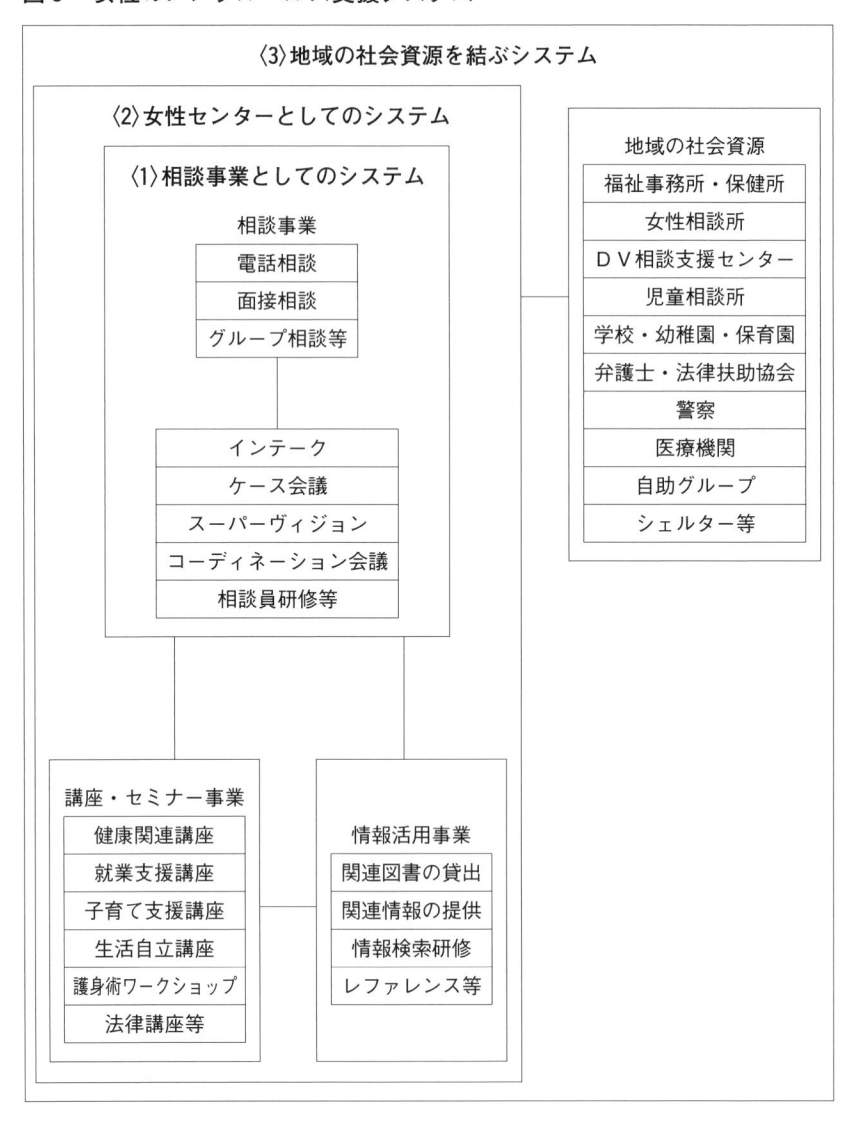

```
〈3〉地域の社会資源を結ぶシステム
  〈2〉女性センターとしてのシステム
    〈1〉相談事業としてのシステム
      相談事業
        ┌─────────────┐
        │ 電話相談     │
        │ 面接相談     │
        │ グループ相談等│
        └─────────────┘
              │
        ┌─────────────┐
        │ インテーク         │
        │ ケース会議         │
        │ スーパーヴィジョン │
        │ コーディネーション会議 │
        │ 相談員研修等       │
        └─────────────┘

    講座・セミナー事業            情報活用事業
    ┌──────────────┐      ┌──────────────┐
    │ 健康関連講座      │      │ 関連図書の貸出 │
    │ 就業支援講座      │      │ 関連情報の提供 │
    │ 子育て支援講座    │      │ 情報検索研修   │
    │ 生活自立講座      │      │ レファレンス等 │
    │ 護身術ワークショップ│     └──────────────┘
    │ 法律講座等        │
    └──────────────┘

  地域の社会資源
  ┌──────────────────┐
  │ 福祉事務所・保健所    │
  │ 女性相談所            │
  │ ＤＶ相談支援センター  │
  │ 児童相談所            │
  │ 学校・幼稚園・保育園  │
  │ 弁護士・法律扶助協会  │
  │ 警察                  │
  │ 医療機関              │
  │ 自助グループ          │
  │ シェルター等          │
  └──────────────────┘
```

身につけたものを十全に発揮できるような相談事業全体の仕組みをシステムとして整え直さなければならない。こうすることによって初めて、相談事業の目的や視点を組織全体で共有化し、組織として相談事業の責任を明確にすることができ、さらにその事業実績を踏まえて設置者である自治体の女性施策に対して現場からの評価やアセスメントを可能にすると思われる。

2．女性センター相談事業を支えるシステム

(1) 個々の相談対応を支えるシステム

　まず、個々の相談対応を支える相談システムについてであるが、通常、相談事業を成立させるためにはケース会議やスーパーヴィジョンは不可欠なものとされる。しかし、女性センターの相談事業においてはこれが必ずしも実施されていない。ケース会議を実施している女性センターは38％、スーパーヴィジョンは24％にとどまるという調査結果もある。[15]

　ケース会議は個々の相談実践における対応方針を検討する過程を通じて、相談員個人の不安や迷いを軽減するとともに、大切なことは相談室としての対応方針が確認され、共有化される点である。このことは、結果として相談員によって対応にバラつきが出ることを防ぎ、相談事業の質を確保し、向上させることにつながる。またスーパーヴィジョンは相談員の洞察力や観察力の向上のために行われるが、その過程で自分が働く相談室では何ができて何ができないかといった相談事業の限界や枠組みへの理解が進み、相談者への二次被害、相談員自身の二次受傷を防ぐ目的も持つ。

　ケース会議やスーパーヴィジョンよりさらに実施しているところは少ないが、相談事業検討会議も重要である。これは一般的にはコーディネーション会議と呼ばれ、現場の相談員が組織の意思決定に携わる管理職などと相談事業全般にわたっての意見交換を行う場で、女性センターの相談事業全体を検証し、組織としての今後の方向性を確認する場である。同時に、対応が困難なケースや苦情が入ったケース、あるいは情報開示請求などに組織として対

　★15　「女性関連施設における相談員研修についての調査」（全国女性会館協議会、2002年）による。

応するための会議としても位置付けられる。

　こうした会議が実施されない理由としてプライバシーの保護があげられることが多いが、この会議は事例の１件ずつを取り上げる場ではない。加えて、会議参加者全員が守秘義務を負うことはもちろんのこと、相談者のプライバシーに配慮しながら会議を行うことは十分可能であり、逆にこうした会議が行われないことによって、女性の相談ニーズが相談員個人にのみ蓄積され、相談事業がブラックボックス化してしまう弊害も生じる。

　とくに非常勤相談員や派遣相談員にとって、この会議は組織の意思決定に間接的にではあっても影響を及ぼすことができる機会になりうる。会議を実のあるものにするために不可欠な管理職等との情報共有のあり方、それに伴うプライバシー保護の方法などについて検討がなされないまま、こうした会議が設置されていないとすれば、相談員の側から会議の設置を積極的に働きかける必要もあると思われる。

　これらに加え、関係機関との連携会議、関連情報の収集と管理、相談事業に関する広報、受理簿等記録や統計方法などを構成要素として相談事業をシステムとしてとらえることによって、個々の相談実践が組織としての位置付けと責任のもとで行われることになる。すなわち個々の相談実践を組織全体で支えることが可能になり、そのことが結果として相談者の不利益を生まない仕組みとなる。

(2)　総合施設としての女性センター

　次に、女性のメンタルヘルスを支援する女性センター全体のシステムについてであるが、女性センターの相談事業の大きな特徴は、講座事業や情報提供事業などと連携しながら相談を実施できることである。これが相談事業だけを行う女性相談所や児童相談所、あるいは民間カウンセリングルームと大きく異なる点である。

　図４は、横浜女性フォーラムを例にとり、ＤＶの相談に訪れた女性が、女性センターの資源を活用する様子を示したものである。

　年々深刻化するＤＶの相談ニーズを受け、女性センターではＤＶ自体を理解する講座をはじめ夫婦関係や離婚についての法律講座や経済的自立のため

図4　横浜女性フォーラムにおける女性のメンタルヘルス支援

- 相談事業
  - 電話相談
  - 面接相談
  - グループ相談
  - 医師・弁護士相談等

- 自己信頼感の向上
  - アサーティブネス・トレーニング
  - 護身術講座等

- こころとからだの健康支援
  - 体操教室
  - 女性のからだ健康セミナー
  - アート・手仕事ワークショップ等

- 課題の整理
  - 法律講座
  - DV問題啓発セミナー
  - 関連図書資料の貸出
  - レファレンス等

- 経済的自立支援
  - 再就職講座
  - パソコン研修
  - 就労サポート相談
  - キャリア・カウンセリング等

- 支えあい
  - 自助グループ紹介
  - サポート・グループ紹介等

の就業支援講座、母子家庭のための子育て支援講座、からだとこころに関する健康講座などを企画することができる。相談者が訴える相談ニーズは講座企画だけでなく、図書等の収集方針など情報事業にも反映させることができるし、必要な情報をリスト化して相談に訪れる女性に手渡すこともできる。本書では詳しく言及できなかったが、さらに女性のメンタルヘルスへの支援には当然、身体的健康への支援も含まれる。からだをほぐすワークショップや気持ちのありようを表現するアサーティブネス・トレーニングやアートワークショップが有効なことは言うまでもない。後述するが、課題を共有する当事者同士が互いに支えあう自助グループを支援する女性センターもあり、そうした自助グループも女性のメンタルヘルス支援として、大いに有効である。

　相談者は相談ニーズを抱えて女性センターを訪れるが、必ずしも相談者と相談員という１対１の相談構造が形成されなければならないというわけでもない。女性センターを訪れた相談者は関心と必要に応じて女性センターが持っているいくつもの資源を活用しながら、課題解決の道を探ることができる。女性センターのパッチワークキルトの教室に通いながらそこで知り合った女性たちと言葉を交わすことが、「一番落ち着ける時間です。いろいろあるけど、気持ちが安定します」という女性もいる。フェミニストのアーティストであるジュディ・シカゴもその作品「ディナーパーティ」を語るなかで、「針と糸を使っての手工芸が女性のエンパワーメントにつながる」と語っている。[★16]

　ここにおいて相談事業は女性センターが提供する女性のメンタルヘルス支援のいくつかのサービスのうちの一つにすぎない。すなわちシステムの構成要素の一つである。これらの構成要素が有機的に機能することで、女性センターにおいて女性のメンタルヘルス支援が可能となる。というより女性センターは本来女性のエンパワーメントを目的に設計されたシステムであり、女性のメンタルヘルス支援においても相談事業のみならず、システム全体を視野に入れての活用が求められる。

★16　1990年に来日した際、横浜女性フォーラムで開催されたジュディ・シカゴ講演会での発言。

女性センター相談員にとって、こうして用意された女性センターのさまざまな資源を相談者がその関心と必要に応じて活用できるように支援することが、大切な役割になる。フェミニストカウンセリングの基本的スタンスの一つは訴えを病理化しないということであるが、その考え方をとれば、相談室を訪れる女性を相談室で抱え込むことは避けるべきである。相談員による心理的サポートは不可欠であるものの、相談室を訪れる女性にとってはそれだけが必要なわけではなく、むしろ彼女にとってどのような資源につながることがもっとも有効であるのか、そうした視点で対応する総括的パースペクティブをもつことがなによりも求められる。

(3) 地域の社会資源との連携

　三つめに、女性センターと地域の社会資源との連携を視野に入れた地域社会における女性のメンタルヘルス支援のシステムについてであるが、女性の相談ニーズが複雑に深化し、さらにＤＶや性被害など具体的解決を迫られるものもふえた昨今、女性センターの相談事業は個々の相談実践に限定しても、他機関との連携が不可欠になっている。というよりむしろ、女性の相談ニーズに応えるためには女性センターの相談事業だけでは充分ではなく、いくつのも社会資源を駆使して初めて問題解決の糸口が見えてくるというのが現実であろう。女性センターの相談事業はその守備範囲と限界に充分に自覚的であることも大変重要なことである。このことを自覚することによって関係機関との連携が可能になるといっても過言ではない。

　連携の方法としては、関係機関の紹介（リファー）にはじまり、関係機関とのケース会議や連絡調整会議などがある。連携先としては、ＤＶ相談支援センター、女性相談所、福祉事務所、保健所、弁護士、民間シェルター等々であるが、ケースによっては学校など教育機関や児童相談所、病院等医療機関、警察なども含まれる。

　図５は、女性センター相談室が受けた相談ケースについての関係機関との連携の例である。もちろん相談ケースごとに連携する機関は異なる。個々のケースに応じて必要な連携をつくっていくためには、年１回程度の会議だけではなく、日常的な連携が欠かせない。

図5　関係機関との連携

```
ケ ー ス：暴力をふるう夫からの緊急避難、別居、生活再建
連携先資源：①警察署（生活安全課）――安全確保、危機回避
　　　　　　②女性相談員――生活保護等制度利用
　　　　　　③ＤＶ相談支援センター――ＤＶ被害の確認、保護命令
　　　　　　④シェルター――緊急一時保護
　　　　　　⑤弁護士――離婚手続き
```

　関係機関との連携に際して女性センター相談事業が果たす役割は、女性が抱える問題や悩みを女性自身が再定義し、具体的課題解決に向けて女性自身が行動を起こすことを支援するという視点の提供である。地域社会における関係機関との協力・連携において、この視点の共通理解を得るために貢献することが、女性センター相談事業の重要な役割である。

3．地域の社会資源としての女性センター

(1) 拠点施設としての女性センター

　第１章でみてきたように、女性センターは日本においては、女性の地位向上、女性問題の解決を行政施策とした自治体によって、1980年代を中心に積極的に設置されてきたが、1999年の男女共同参画社会基本法の成立によって、その位置付けは地域社会における男女共同参画推進の拠点施設へと移行し、名称も男女共同参画センターへと変更するところが主流となった。男女共同参画推進の拠点施設とは、単にそこに来館する女性たちを対象に女性問題の解決に資する事業を実施するだけでなく、企業や学校、病院、行政機関など地域における多くの社会資源と連携し、地域社会が男女共同参画社会、すなわち女性がエンパワーされて、女性も男性もあらゆる分野に共に力を発揮できる社会に移行するよう、積極的な役割を担う施設を言う。

　女性センターの相談事業はその実践のなかから、地域における多様な社会資源を活用することによって、女性のメンタルヘルス支援が可能になること

を学んできたが、地域社会における拠点施設としての位置付けは、女性センターの存在そのものを地域社会における女性のエンパーワメントの拠点施設として再定置し、女性のメンタルヘルス支援を担う女性センター事業総体をその目的にそって再構築する必要があることを示している。

ここでは、横浜女性フォーラムをはじめ各地の女性センターの実践例をもとに、女性センターにおける医療機関や自助グループとの連携や支援など新たな関わり方について紹介し、女性のメンタルヘルス支援における女性センターの存在意義について考えてみたい。

(2) 非医療機関としての女性のメンタルヘルス支援

女性センターのなかには、地域の拠点施設としてさまざまな社会資源と連携する取り組みを始めたところもある。具体的には、女性のこころとからだの健康をテーマに地元医師会や女性診療外来をもつ医療機関と共同して講座や相談会を開催したり、女性のための護身術や自分を表現するためのワークショップをNPO法人など民間グループと一緒に開催したり、民間シェルターや女性相談所との共催でDVの被害を受けた女性への理解をすすめるセミナーなどを開催したりというものである。こうした協力・連携を進めていくなかで、医療機関から、非医療機関としての事業の有効性に着目される女性センターもでてきた。

国立病院横浜診療センターの女性診療外来の医師は、地元の女性センターである横浜女性フォーラムとの、女性の健康支援における連携関係を次のように述べている。

> 女性診療外来の開設で改めて気づかされたのは、投薬など通常の治療が即、解決策となりにくい相談の多さだ。例えば尿失禁。軽度の腹圧性尿失禁ならば骨盤底筋体操で改善できる。〔略〕横浜女性フォーラムが毎週開いている骨盤底筋体操の講座ならば、女性の指導員が実技をきめ細かく指導してくれるうえ、自宅で一人で取り組む場合より体操も継続しやすい。〔略〕同様に冷え性や肩こりには生活改善にも役立つ横浜女性フォーラムのストレッチの体操講座を紹介している。

なかには医療とは別の支援が必要な例もある。女性診療外来には、離婚のストレスや配偶者からの暴力などによる体調不良の相談も寄せられる。幸い、横浜女性フォーラムにはさまざまな自助グループの活動を支援する事業やDVなどの相談窓口もある。そこで、精神科の受診が不要な場合はこれらの事業を紹介し、不安や悩みの解消に役立ててもらっている（土井、2003）。

実際に担当医師からの自筆の紹介状を携えて、横浜女性フォーラムの体操教室に参加する女性や相談室を訪れる女性は珍しくない。ここでは通常とは逆の、医療機関から女性センターへのリファーが行われている。また横浜女性フォーラムでは年に数回、医療機関との共催で更年期や不妊などをテーマに健康セミナーを開催しているが、講師には専門家である医師とともに自助グループで活動する当事者を招き、からだとこころの健康を回復するためのいくつもの選択肢を紹介している。

(3) 社会資源としての自助グループへの支援
①自助グループとは

自助グループとは、共通の悩みや関心、または病気を抱える当事者同士が気持ちや経験、情報をわかちあいながら、解決にむけて支えあい、自ら生きる力を取り戻していくためのグループをいう。基本的に専門家が入らない当事者のみで構成されるグループで、専門家が入るサポートグループとは厳密に区別される。

自助グループは1930年代にアメリカで誕生したアルコール依存症者本人たちによる匿名のグループである「アルコホーリック・アノニマス（AA）」が始まりといわれ、その後、公民権運動、消費者運動、フェミニズム運動、障害者の自立運動などと互いに影響しながら発展し、現在では、あらゆる分野の自助グループが各地で活動している。その数はアメリカで500万以上といわれ、フィンランドでは人口の7％がなんらかのセルフヘルプ・グループにかかわっているといわれる[★17]。

日本でもセルフヘルプ・クリアリングハウスとよばれる、自助グループの

情報収集・提供、グループ同士の交流などを行うサポート機関が1990年代以降誕生し、そこにはさまざまなテーマで活動する自助グループが集っている。とくに女性が中心となって活動する自助グループは、過食・拒食などの摂食障害、乳がん・子宮筋腫など女性特有の病気、不妊、離婚、ＤＶ、介護、子ども時代の虐待等々、まさに女性センターの相談室に寄せられる相談内容と重なるテーマで、すなわち女性が生きづらいと感じる困難や悩みをテーマとしてグループが形成されている。そうした困難や悩みは、周囲の価値観に自分が合わせられない生きにくさ、居心地の悪さで増幅され、ある人は病院の門を叩き、ある人は女性センターの相談室を訪れ、またある人は自助グループに加わる。

②自助グループの有効性

1970年代から自助グループの有効性に着目してきたトマシーナ・ボークマンは、自助グループは、"セルフヘルプ"だけで成り立つものではなく、同時に"相互支援（Mutual Aid）"がセットで必要であると述べている（Borkman、1999）。すなわち個人が自分自身の問題に対処するという自己責任と、仲間とわかちあい体験的知識を蓄積していくことによって支えあう相互支援がともに不可欠であるという。

ここでいう体験的知識とは素人の個人的知識とは明確に区別され、体験や情報をわかちあうなかから融合され、確認され、蓄積される知識をいう。岡知史はこれをある種の専門家（エキスパート）による知識と称し、医師やカウンセラーなどが訓練を受けて自らのなかに蓄積していった知識を専門職（プロフェッショナル）による知識と称し、対置させている（岡〔2000：19〕）。そしてボークマンも岡も自助グループの体験的知識は、医師やカウンセラーが持つ専門的知識と重要性において優劣はないとする。たった一人で医師や相談員と直接向きあって得られる力よりも、仲間と出会って気持ちや経験をわかちあうなかで得られる力の方が、問題解決に向けての原動力になることも多いからだ。

自助グループはまた新しい価値を創造する場でもある。専門家によって支

★17　1999年にイスラエルで開催された第５回セルフヘルプ専門家国際会議に参加した俵谷真理子（横浜市女性協会職員）の報告による。

配されない、当事者のみのわかちあいのなかで、自分たちが直面する問題を自分たちで意味づけし、名づけていくことができる。これまで専門家や"世間"によって定義づけられてきた問題や自分自身を再定義する契機をつかむことができる。

③女性センター相談事業における自助グループ支援

　困難な状況やその解決策について一番よく知っているのは当事者である。女性センターのなかにはそのことを認識し、地域にある自助グループを女性のメンタルヘルスにとって有効な社会資源として、連携・支援するところもでてきた。自助グループとは自分自身の問題を解決していく集まりであると同時に、そのことが同じ問題を抱える他の人を支える相互支援にもなるからである。

　女性センターによる自助グループとの連携・支援とは、自助グループの自発性、自立性を尊重することを絶対の条件としながら、ミーティングの場所を貸したり、関連情報を提供したり、グループ同士の交流の機会を提供するという活動である。女性センターにはそうした支援を可能にする施設や機能がある。また、相談に訪れる女性に自助グループの情報を提供することも連携の一つと言えよう。女性センターの相談事業にとってさらに大切なことは、相談員という"専門職"にとって抜け落ちてしまいがちな当事者性への理解を、自助グループと連携・支援するなかで絶えず突きつけられる点である。

　横浜女性フォーラムの相談室は自助グループ支援の実践として、自助グループのミーティングのために安全な場所を保育つきで提供し、また、生きにくさを抱えて相談室を訪れる女性に、新たな参加者を受け入れる用意のある自助グループを紹介している。グループ同士がその運営方法も含めて互いに学びあい、経験をわかちあう交流や学習の機会を提供し、さらにアディクション関係の自助グループおよびその家族や関心のある市民が参加できるオープンなイベントも関係団体との共催で実施している。

　異常と正常、病気と健康を二項対立的な図式でとらえるべきではないことは、前節で河野が指摘するとおりである。誰だって、いつだってなんらかの当事者として社会に存在する。当事者による自助グループは地域社会におけ

るエンパワーメントモデルとして、女性のメンタルヘルス支援のための社会資源として、もっと有効性が認識されていいし、女性センターの相談事業のなかに相談員による相談とともに、自助グループを支援し、連携する事業をしっかりと位置付けてもいいのではないだろうか。

4．社会システムの変更を迫る主体としての相談員

(1) 相談者にとっての相談の意味

　相談者にとって相談員に相談するという行為はどのような意味を持つものだろうか。相談というきわめて曖昧な言葉のなかには、苦しい胸のうちを聞いてほしい、困っていることについて解決へのヒントがほしい、自分の正当性を誰かに認めてほしい、あるいはアドバイスや示唆がほしいといった意味がこめられているのではないかと思われるし、また、特定の相談員に会いたい、電話相談で閑をつぶしたいといった理由もあるかもしれない。

　しかしこれらはすべて、相談員の解釈である。相談員はもちろん相談者とのやりとりのなかでそうしたことを解釈していくのであるが、解釈する主体は課題を抱えた相談者ではなく、対応する相談員である。相談者にとってみれば、相談員の解釈が的を射ているかもしれないし、まったくの的はずれであるかもしれない。それ以前に相談者にとっては、相談する理由を考えてみることなどあまり意味のないことだし、またそんな余裕もないというのが現実であろう。ここにあるのは、相談者が相談することを解釈し意味づけするのは、相談員であるという構造である。

　では、相談者はなにを相談したいのだろうか。ある女性センターの相談分類をみると、別居・離婚を含む「夫婦関係」が21％、気分がすぐれないので誰かと話をしたいというニーズも含む「精神保健」が15％という数字が並ぶ[18]。しかし、これももちろん相談者本人ではない、相談員が分類したものである。

　別の女性センターでは「ＤＶ」の相談が相談全体の32％にのぼるという[19]。

---

[18] 目黒区男女平等・共同参画センター「事業記録」2003年度版による。
[19] 横浜市女性協会「事業報告書」2003年度版による。

この女性センターではDVの相談について、さらにそこで把握できた相談ニーズ（相談者が一番訴えたいこと）を分類したところ、「離婚手続き等、逃げ出した後の法的対処法について知りたい」30％、「(暴力を受けているが)離れる決心がつかない（そのためにはどうしたらいいか相談したい）」23％と続き、「(暴力があるが)家にとどまって暮らしていきたい（そのためにはどうしたらいいか相談したい）」や「夫の暴力をやめさせたい（そのためにはどうしたらいいか相談したい）」もそれぞれ8％、5％あった。

　ここでは複数のニーズがある場合も一番大きなニーズのみをカウントしているが、相談現場では通常、複数のニーズが重なって出てくる。DVに関する1件の相談のなかには、たとえば子どものこと、親きょうだいのこと、自分自身の仕事や健康のこと、法律や制度、住居や金銭的な問題等々が複雑に錯綜して語られる。しかも、相談という行為のなかで相談者が語る内容は相談員とのやりとりのなかで幾通りにも変化する。それは相談員との関係性のなかで、"つくられて"いくひとつづきの物語と言っていいのではないだろうか。

(2) **相談分類の主体と当事者の自己定義**
　女性センターの相談事業で用いられている相談分類とは、そのひとつづきの物語を、たとえば「離婚（の問題）」、たとえば「更年期（の問題）」というきわめて単純化された既存の言葉（従来の価値観のもとで流通している言語）に、誤解を恐れずに言えば、乱暴に振り分けることにほかならない。多くの相談員が相談現場で使われている主訴や相談ニーズの分類表がとても使いにくいと嘆くのは、当然のことである。どのような分類表をつくっても相談者の語る物語を一つや二つの言葉で説明しようということ自体が無謀と言えるし、これでは、まだ名づけられていない問題、隙間に入り込んでしまった問題など、拾いようがないからだ。

　問題はもう一つある。分類する主体は、相談者自身ではなく、その物語を解釈する側の相談員であるということである。先にも触れたとおり、このことは相談者にとっては、自分の問題を他者に意味づけられることにほかならない。自分の問題をどう定義するかはあくまでも当事者による自己決定でな

ければならない。他の誰からも定義されたくない、私のことは私が決めるというのは、フェミニズムの原点であった。

　相談の現場で日常的に使われている相談分類は、相談に訪れる相談者が自らの問題を自己定義したものではないということを、相談員は絶えず自覚しておく必要があろう。当事者主権ということでいえば、[20]相談者にとっては、相談機関や相談員が勝手に決めた分類にそって解釈されるなどということは、場合によっては自己決定を脅かすものにさえなり、迷惑以外のなにものでもない。

　では、女性センター相談事業において、相談分類はなんのためにあるのだろうか。通常、相談分類は統計処理されて、女性センター内で共有され、設置主体である自治体の関係部署に報告される。すなわち相談分類は、とくに女性センターの相談事業における相談分類は、自治体への報告のために必要とされる。今回の調査でも、民間開業カウンセリング・ルームや相談事業を実施しているＮＰＯ法人にくらべ、ともに行政施策として設置されている女性センターと女性相談談所における分類使用率が群を抜いて高かったのは、こうした理由があると思われる。

(3)　**行政施策評価のツールとしての相談分類**

　しかし前述したように、相談分類は相談者による自己定義によってつくられたわけではなく、すでに決められた既存の分類の枠組みや方法にそって、相談員が解釈し、整理したものである。とすれば、行政への報告もそのことを明確に自覚した上でなされるべきであろう。相談分類は正確にいえば、相談者がどのような問題を抱えているかを示したものではなく、相談の現場に現れた言説やその背後にある事象を相談員がどのように認識したかを一定の枠組みにそって示したものである。しかもその枠組みは過去の事象を、相談に携わる専門職としての知見にもとづく了解のもとに類型化したものである。そしてどの枠に当てはまるかを解釈する主体もまた、相談員自身なので

★20　中西正司・上野千鶴子『当事者主権』（岩波書店、2003）は、「私のこの権利（自分の身体と精神に対する自己決定権）は、誰にも譲ることができないし、誰からも侵されない、とする立場が"当事者主権"である」としている。

ある。

　北山れいこはカウンセリングにおける記録様式について、主題分類の記録とは別にではあるが、新たなテーマの出現に備えての記録方法を提案している。その新たなテーマの選択基準として、「フェミニスト・カウンセリング独自の視点からの読み解き方、あるいは考え方が必要と考えられるもの」、「女性施策へ反映させたいと考えたフェミニスト・カウンセリングでの女性の声」などをあげている（北山〔1999：93〕）。カウンセラーが新たなテーマと認識する問題に限ってのことではあるが、ここでは読み解く主体、行政施策へ反映させたいと考える主体が明確に意識化されている。

　女性センターにおける相談分類とは、相談員が相談者とのやりとりのなかで得た認識をもとに、女性センターの設置者である自治体の施策にかかわっていく際のツールにすぎない。とすれば、相談分類は相談という現場で働く相談員が自治体に伝えたいこと、すなわちこの社会の現実を相談員がどう認識し、それに対する行政施策をどう評価するのか、といった視点でつくられるべきもので、十年一日のごとく同じ分類表を使ったり、他の相談機関で使っている分類表をそのまま使ったりするものでは決してないはずのものである。

(4) 代弁者ではなく主体としての相談員

　しかしこれをどのように更新したとしても、先に述べたように既存の言語によって過去の事象を類型化した分類では、名づけられない問題や隙間の問題を発見し、再定義していくことは難しい。これを可能にするのが、いわば自助グループのわかちあいのような、相談員一人ひとりが相談現場で獲得する知見を蓄積し、検討していくなかから生まれる体験的知識ではないだろうか。相談分類ではこぼれてしまう問題をすくいあげる方法の開発も、重要なことである。

　こうした相談員としての体験的知識を相談事業全体で共有し、さらに女性センター事業全体へ反映させるためには、相談事業がシステムとして運営されていることが前提となる。女性センターの相談員は、まだ社会的には十分に顕在化していない問題も含め、いま相談者と相談員がともに暮らすこの社

会の現実を設置者である自治体に伝えるうる立場にある。また、そこからの問題意識を女性センターの講座事業や情報事業に反映させることができる。さらにそうしたことが総体として、社会のあり方、システムを変えることにつながっていく。女性センターの相談員は、相談者の代弁者として存在するのではなく、相談という行為を通じて社会のありようを読み解く主体として、そしてそのことを視点として社会システムに変更を迫る主体として存在すると言えるのではないだろうか。

引用文献

川喜田好恵　1999『女性のための相談事業ハンドブック』ドーンセンターハンドブック1
太田義弘・秋山薊二　1999／2002『ジェネラル・ソーシャルワーク』光生館
土井卓子　「女性の健康、地域で支援」『日本経済新聞』2003年11月27日
横浜市女性協会　2000『わかちあいから生まれる"体験的知識"〜セルフヘルプ理解セミナーの記録』フォーラムブック14
Borkman, Thomasina　1999　*Understanding Self-Help/Mutual Aid : Experiental Learning in the Commons* Thousand Oaks, CA : Sage Publication Inc.
北山れいこ　1999「フェミニストカウンセリング独自の記録様式を求めて」河野貴代美編『シリーズ〈女性と審理〉第4巻　フェミニストカウンセリングの未来』新水社

参考文献

横浜市女性協会　2003『相談員のための相談実践マニュアル』
横浜市女性協会　1998『女性施設ジャーナル　4　女性施設がになう相談事業とは』学陽書房
横浜市女性協会　2003『女性施設ジャーナル　8　男女共同参画時代の女性施設の相談事業とは』学陽書房
日本フェミニストカウンセリング学会　2002『フェミニストカウンセリング研究　創刊号』新水社
日本フェミニストカウンセリング学会　2003『フェミニストカウンセリング研究　vol.2』新水社
河野貴代美・杉本貴代栄　2001『新しいソーシャルワーク入門』学陽書房
ジュディ・シカゴ　1982『花もつ女』PARCO出版

第3節

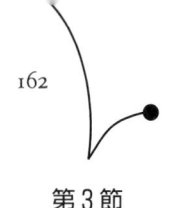

カウンセリングの政治学
―― 「新たな名づけえぬもの」の名づけに向けて

竹村和子

1. 「女性のメンタルヘルス」の問題系

　「女性のメンタルヘルス」という概念には、そしてそれが公的機関や民間カウンセリングをつうじて愨濫される場合には、歴史的経緯をふまえたいくつかの前提的な概念規定と、今後を見据えたその概念の生産的なズラシが必要になるだろう。

　たとえばそれは、「メンタル」――すなわち「心理」――を俎上に挙げるとき、それと二項対立的に考えられてきた「身体性」に、どのように接続していくかという問題である。むろん両者の連動性は、たとえばＤＶやセクシュアル・ハラスメントのように、被害者の身体と心理に加えられる二つの暴力の不可分性という次元で捉えられる必要がある。またこの根底には、第二波フェミニズム初期に提起され（『女のからだ』）、フェミニストカウンセリング誕生の契機にもなったＣＲを基軸とする、心理と身体の両面における女の解放という主張がある。しかしこれを踏まえたうえでなお、心的自己啓発によって獲得される女の「新しい」身体把握（旧来の意味づけを塗り替えるような身体観）が、具体的な性暴力に対して擁護される「現実の」女の身体（被害を受けるときの実体的な身体）とどのように関わるかという問題が浮上する。またそれが「カウンセリング」という場において、どう扱われるかという問題も発生する。

　さらに言えば、この身体／心理の相同性は、90年代なかば以降可視化されはじめてきたセクシュアリティの多様性や、医療（とくに生殖医療）の進展によって現実化している身体の断片化と、どのように関連づければよいのか。解放とも、また巧妙な取り込みへの加担ともなって、今後さらに――そして不可逆的に――進展することが予想される身体と心理の再編成に対して、

「女性のメンタルヘルス」はどう向かいあうことを期待されているのか。

　とくに最後の点は、もう一つの概念である「ヘルス」への志向性がはらむ病理の再定位に関わってくる。本書第1章第1節で河野貴代美が論じているように、女性のメンタルヘルス研究は、とりもなおさず、抑圧的な性体制によって病理化され、加療の対象として個別化されていた女の心理が、じつは歴史的な性配置によって人為的に「つくられた」科学上の虚構であり、社会的・文化的な装置であることを明らかにするものであった。しかしたとえばその一つの成果として、現在顕在化してきたトランスセクシュアルは、解放への手段あるいは契機として（Califia や Butler）、まさにその科学技術による、いわば「再病理化」を必要としている。しかもこの再病理化——その一つの証左が「性同一性『障害』」という病名——は、施療を受ける資格があるかどうかの判断のために、「患者」の心理へのアクセスを必須の要素とする。同様に、生殖医療をふくむ科学技術においても、メンタルな領域——たとえば不妊に悩む妻とか、（日本ではまだ表面化していないが）人工授精によるレズビアンの母娘関係——は、二元論的な性規範からの解放と、それへの再取り込みの危険の両方に関わるものである。

　また他方で、第二波フェミニズム初期に言及されていたセクシュアリティの多様性は、そののち「女」の地位向上の要求過程で希釈され、フェミニズムのなかに異性愛を自明化し、結果的に異性愛主義を温存する場合が見られることも事実である。そのようななか、近年徐々に社会的認知がなされはじめている非異性愛に対して、フェミニストカウンセリングは、クライエントが抑圧している非異性愛を、どのように言説の場に引き出してくることができるのか。あるいはまた、クライエントが直裁に自分の状況を言説化して、セクシュアリティに関する訴えを発した場合、カウンセラーは、クライエントの訴えを自己信頼へとつなげる技法をどう構築すればよいのか。またもしもカウンセラー自身が、意識・無意識にかかわらず異性愛主義の枠組みに依拠している場合（非意図的な言説の細部に塗り込まれていることが多い）、非異性愛者が提示する問題系は、カウンセラー自身に対して、そしてカウンセリングの技法体系に対して、さらにはその文化的文脈や制度的文脈に対して、どのような再構築を迫ることになるのだろうか。

思えば、公共施設を介したカウンセリングであれ、民間カウンセリングであれ、広く「公的資本」として考えられるカウンセリングの公的資質は、「個人的なことは政治的なこと」というフェミニズムの主張を、現実的にも、理念的にも、もっとも提示できる場でありつづけてきた。しかしそれゆえに、個人の私的訴えを言説化する過程において、さまざまなレベルの社会的・政治的前提が不可避的に介入する現場ともなってきた。とくに、認識の歴史的変容を迫った第二波フェミニズムの勃興より数十年を経て、またフェミニストカウンセリングという概念が日本に導入されて二十数年を経た現在、加えて、日本および世界情勢の近年の急激な変化のなかで、「公」と「私」の枠組みは、いま一度、再考を迫られている。個人の心理への介入というカウンセリングの私的側面を、クライエントのみならず、カウンセラーや、カウンセラーをとりまく制度にフィードバックさせるためには、「公的資本」という概念のズラシもまた必要になってくるだろう。

本節では、男／女、心理／身体、健康／病理、私／公のインターフェイスを、未来に向けて生産的に形質変換させるさいに、そのすべての場面で前提条件となっている言説実践に着目し、その言説実践がもっとも有意味化されるカウンセリングという現場で、「新たな名づけえぬもの」がいかに名づけられうる可能性をもつのかを考察したい。とくに「語る」「聞く」という言説実践に発生すると思われる「転移」「逆転移」に着目し、それが権力関係を発生させる一方で、どのような新しい自己説明をも生み出す可能性があるかをみていきたい。

2.「転移」とカウンセリング

「転移」は、シグムント・フロイトの友人で精神分析医のヨーゼフ・ブロイラーがアンナ・Oの「カタルシス療法」に失敗したこと——つまり彼女が彼を愛するようになり、彼の子どもを身ごもったと言い始めたこと——から、フロイトが概念化したものである。ゆえに転移ということを持ちだすと、カウンセラーを分析医に、クライエントを被分析者に見立てる「病理化」に、ふたたび舞い戻ってしまうのではないかと危惧されるかもしれな

い。事実フロイトは、最初にこの概念を導入した論文のなかで、「医者という人物に感情を転移するときには、強迫や錯覚といった事柄が関与するが、それらは分析が終われば消えてしまう」(Breuer & Freud 304) と述べ、この作用をかなり局所化・病理化した。だが、もともと分析の失敗例を説明するための概念であった転移を、その後フロイトは発展させて、「精神分析は転移を作りだすのではなく、他の多くの隠れた心理上の事柄と同様に、転移を明るみに引き出すだけである」(Freud, a 117　強調フロイト) と述べ、これを日常の人間関係にも見られる現象と捉えはじめた。

　ところで転移とは、被分析者が過去に知っていた人と、医師という人間を、分析の過程で被分析者が取り替えることだが、現象としては、被分析者が分析医に対して強い感情を働きかけている状態である。転移には陽性と陰性があり、陽性転移では、被分析者は分析医に対して信頼と愛情をかたむけ、自分のなかで抑圧していた事柄を安心して話すことができる。つまり心のなかにしまい込み、いまだに言表化しえない事柄を浮上させるきっかけを、この転移が与えるのである。この環境はカウンセリングという場では必須のことであり、その意味で転移は、カウンセラーにとって、クライアントとのあいだに有意味な対話を促すための信頼関係を構築する場を用意すると言ってよいだろう。

　加えてここで重要なことは、転移が、これまで否定されてきた過去からの亡霊ではなく、現実の対象関係と考えられていることである。いみじくもフロイト自身、「精神的な体験のすべては、過去に属するものとしてではなく、医師という人間との今このときの関係に当てはめられて、新たな生を与えられる」(Freud, a 116　強調竹村) と述べた。転移によって可能になった抑圧の言説化は、忘れ去られた過去（忘れ去ろうとして無意識のなかに押し込められてきた過去）の発掘や過去への回帰に留まるのではなく、過去を現実の生のなかに位置付け、クライアントがみずからの力で切り拓く新しい関係性へ向かって踏み出すための契機を与えるものとなる。

　しかしもう一つの転移（陰性転移）の場合、あるいは陽性転移が「過度に強くなった」(Freud, c 151) 場合には、「抵抗」が発生する。フロイトによれば、患者にとって抑圧したい体験が、分析の過程で転移されると、患者は

その過去をなまなましく追体験することになり、被分析者はその辛さに逆らおうとする。したがって激しい葛藤が患者のなかに引き起こされ、分析が阻害されることになる。だがフロイトによれば、この陰性転移と、さきほどの陽性転移は、まったく別個のものではなく、両者が表裏一体となって分析を推し進め、過去からの脱却が図られていくという。なぜなら、そもそも抑圧され無意識のなかに匿われている体験は、にわかに言表化できるような表層的なものではなく、この「被分析者のなかで埋もれ忘れられた愛情の動きを現実化し、顕在化するという、この上もなく貴重な役目を果たすものこそ、転移という現象である」(Freud, c 108) からだ。もしも無意識のなかに押し込められてきた事柄を、そのまま忘れ去って「不在の状況」にしておいたり、「偶像の位置に留め」おいて実体化させなければ、そういった事柄を「消滅させることは不可能である」(Freud, c 108)。つまりそれらを何らかの形で実体化させないかぎり、過去からの呪縛を解くことはできない。

こうしてみると、転移はカウンセリングには望ましい、クライエントとカウンセラーの信頼関係を形成するものと思われる。だがここで注意すべきは、その転移の場は、もともと被分析者と分析医、生徒と教師、女と男といったように、権力関係を前提として成立していたものであること、もう一つは、そこで切り拓かれる新しい世界が、はたして本当に新しい世界なのかという検証が必要なことである。

3. 《他者》の欲望、「幻想」の権力

前節で述べたように、そもそも転移は、分析医に対して被分析者が心服の情をささげることであり、またそれが治療の契機とされたことで、転移における関係は、蒙昧の被分析者と、専門知識をもつ分析医という、階層秩序を想定するものであった。治療という場を離れても、たとえばフロイトは、生徒は「全知の父に付着させていた尊敬と期待を、彼ら［教師］に転移する」(Frued, f 244) と述べ、転移における知の階層秩序を自明化した。それではこのときの知とはいったい何だろうか。

フロイトから半世紀余りをへてジャック・ラカンは、転移の構造を人間の

心的形成に敷衍した。いわく、「転移は、人間存在の結節点となる欲望と結びついた基本的現象である」(Lacan, b 231)。彼は『精神分析の四基本概念』のなかで、「知っていると想定された主体」——つまり物事を把握していると思われている人——が「どこかに存在すれば〔略〕すぐさま転移が発生」(Lacan, b 232) し、そこで欲望が構築されると述べた。ここで主張されているのは、すでに形を取っていて、単に今までは隠されているにすぎない欲望が、転移のまえに存在しているのではなく、転移という磁場のなかで、転移をおこなっている人(被分析者、この文脈ではクライエント)の欲望が新たに言説化されていくということである。

ここで、「人間の欲望は《他者》の欲望である」(Lacan, a 312) という有名なラカンのテーゼが重要な意味を持つ。なぜならわたしたちが前提にしなければならないことは、自分の欲望——それはとりもなおさず、自己と外界との関係性にほかならない——を認識できるのは、「《他者》の欲望の水準においてのみであり、《他者》の欲望としてのみである」(Lacan, b 235) からだ。もちろんラカンがいう大文字の《他者》は、現実に生きている具体的な個人ではない。それは主体に先立ち、主体を現出させる意味作用の構造そのものであり、すべての主体に外在的なものである。しかしそのような《他者》を察知できるのは、具体的な人物や事象を介してである。ラカンの言葉をつかえば、「主体が誕生するのは、《他者》の領域にシニフィアンが現れるかぎりにおいてであり」、このとき主体は「シニフィアンへと凝結していく」(Lacan, b 199)。もう少し具体的に言えば、人が「自分自身の欲望を知るための最良の方法」とは、「わたしが何を欲するか」を問うことではなく、「『あなたは何を欲するか』」と問うことであり、いみじくもラカンがその直後に付け加えたように、「分析者といった協力者の技法を借りつつ、『彼〔ママ〕はわたしに何を欲するか』」を問うことなのである (Lacan, a 312 強調竹村)。つまり、人が自分の欲望が何かを認知することができるのは、知を体現していると想定された者との折衝においてだということになる。

したがって病理と診断されて、規範的自己を確立するよう求められる治療

───────
★21 大文字で表記される専門用語は、《 》で示した。

の場のみならず、女の自立を促すフェミニストカウンセリングの場において
も、クライアントが自己の言説化を図るときに、その枠組みを提供するの
は、「知っていると想定された主体」としてのカウンセラーの視野であり、
カウンセラーをカウンセラーたらしめているフェミニズムの枠組みである。
逆に言えば、クライアントが獲得する自己把握は、それがどれほどクライア
ントにとって新しいものであっても、あるいはそれがどのようにフェミニス
ト的なものであっても、その時どきのカウンセラーの《言語の法》の域を出
るものではない。

　だがむろん、クライアントはカウンセラーの従順な生徒でもなければ、カ
ウンセラーも、クライアントを加療の対象にしようとしているのではない。
そもそもフェミニストカウンセリングは、知の階層秩序から脱却し、女の問
題の脱病理化を図ることから出発した。しかしフェミニズムとて、その時ど
きの文化によって作り上げられる一つの知の枠組みであり、また欲望（自他
の関係性）は《言語の法》によって構造化されていることを考えれば、クラ
イアントとカウンセラーのあいだに構築されるトポスの時代的・個別的な偏
向性を無視することはできない。しかしそれは、フェミニストカウンセリン
グのみならず、転移によって引き起こされる自己形成には、つねにつきもの
の＜幻想の権力磁場＞である。

　フロイトはこれに着目し、「いかなる分析医も、彼のコンプレックスと内
的抵抗が許容する範囲内でしか分析を行うことができない」ので、分析医は
つねに自己分析を続け、自分の認識の可鍛性を高めなければならず、もしも
その成果があがらなければ、「自分には患者に分析処置をおこなう能力がな
いと、諦めなければならない」(Freud, b 145) とまで述べた。この見解は、
分析医の自己分析の必要性、また分析医に対する教育や、その制度化へと発
展した。とはいえ、分析医あるいはカウンセラーが、自己分析・自己省察を
続けた結果、分析能力やカウンセリング能力を錬磨し、拡大することができ
たとして、その能力は何によってもたらされるのか。たとえばスーパーヴィ
ジョンという、さらなる「知っていると想定される主体」を介して、カウン
セラーの自己言説化の範囲を拡大・深化させていくのだろうか。ではこのよ
うな手段で「さらに言説化された」分析者やカウンセラーの自己像は、被分

析者やクライアントの「いまだに言説化しえない」訴えとどう切り結ぶのか。

　フロイトが着目したのは、分析する側の「無意識」である。彼は、「患者が伝えてくる無意識に対して、分析医は自分自身の無意識を、その受容器官として差し出さなければならない。ちょうど電話の受信器が発信器に対応しているように、自分自身を患者に合わせていかなければならない」（Freud, d 115-16、強調竹村）と主張し、分析医は「自分の無意識によって認識したものを、自分の意識によって抑えるような抵抗を、自己のなかに存在させてはならない」（d 116）と警告した。言葉を換えれば、分析者が分析者であるためには、安定した（と考えられている）自己説明の枠を緩め、自己の無意識を、ある意味で解き放っておく必要があり、分析者自身が、いまだ存在しないものに向かって被傷的存在でなければならないということである。それは、分析者に対する教育というフロイトの意図さえも超え、皮肉なことに、逆転移を回避するのではなくて、むしろ「生産的な逆転移」を分析者みずからが引き受けることをも意味する。

4．カウンセラーの「逆転移」

　逆転移とは、分析医が被分析者に対してもつ情動あるいは反応であり、これには無意識的なものも含まれる。フロイトは逆転移を、分析を阻害するものとみなし、これを回避するべく、前述したような分析医への教育をつうじて、分析医が自分の心的位置、とくに自分のコンプレックスに自覚的であるよう促した。しかし転移と逆転移は、互いに相向かう閉じた人間関係——二者間のパーソナルな人間関係——なのだろうか。いやむしろ、転移と逆転移を二つの別個のものとして分割することはそもそも不可能であり（Lacan, b 231）、両者は被分析者の自己再構成の場で不可分に混じり合うのではないか。なぜなら、被分析者が自分の欲望を認識する契機が、分析者に対する転移であるとしても、そこでイメージされているのは、分析者個人ではなく、分析者が体現している知の枠組みであるからだ。分析者は「知っていると想定された主体」であり、具体的・個別的な主体ではない。逆に言えば、分析

者が被分析者の転移に対して、逆転移によって反応するときには、自分をとおして被分析者がアクセスしている《他者》に対して、自分もアクセスすることになる。大文字の《他者》に対していだく被分析者の葛藤は、分析者自身が《他者》にいだく葛藤に連動していくからだ。

　この逆転移との関係において、転移を、もう一度考察する必要が生まれる。というのも、大文字の《他者》は、けっして予定調和的なものではなく、人間の欲望（自他関係）を生みだすと同時に、人間の欲望の挫折、自他関係のひずみとして現れ出るものである。むしろそれは、現実生活の亀裂として、欲望の不可能性として、措定される。たしかに陽性転移による、忘れ去られた過去の言説化——新しい関係性の構築——は、これまで抑圧されていた「無意識に権力を与えて」(Lacan, b 130)、それに語らせる。しかしそれは同時に、そのように語ってしまうことによって、その時点で、「無意識からのコミュニケーションを中断させ、無意識をふたたび閉じてしまう」(Lacan, b 130) ことでもある。「《他者》は、たとえそれがどんなに刹那的であっても、無意識が開くときにはいつも、すでにそこにある」(Lacan, b 130) のであれば、転移は、まさに「本来的に抵抗」(Lacan, b 130) なのであり、無意識の流出を阻み、あるいは「知っていると想定された主体」をとおして無意識の表出をある一定方向へと枠付ける機制である。それは、自己破砕の危機を賭して過去からの呪縛を断ち切ろうとする攪乱的なものではない。

　さきほど引用したラカンの主張、「人間の欲望は《他者》の欲望である」という言葉が、ラカンとは少し異なったかたちで意味をもつのはこの地点であり、大文字の《他者》の現実的置換の領野を切り拓きうるのも、またこの点においてである。もしも転移が一回きりのもの、あるいは固定したものであれば、それは解放の場所に無意識の閉鎖——すなわちシニフィアンの固着や追認——を呼び込んでしまう。したがって、分析医やカウンセラーの逆転移を予防するために、分析医やカウンセラーの自己分析の必要性を主張し、そのための方策として分析医に対する教育やカウンセラーへのスーパーヴィジョンを提唱するだけでは、この無意識の閉鎖によってもたらされる自己表象の短絡化は、人間の欲望（自他関係）の更なる限定化へと繋がっていく。

　ゆえに、大文字の《他者》がこれまで担ってきた父権的な意味合いから脱

しようとしてきたフェミニスト・カウンセリングが、今後もそのプロジェクトを継続していくためには、クライエントの訴えの言説化において、カウンセラー自身がいかに逆転移をみずからのなかに引き起こし、みずからのパラダイムを被傷的存在にしておくかにかかっている。カウンセラーが従来の知の枠組みを相対化させるためには、フロイトが設定したのとはべつの意味で、みずからが被傷的存在となり、大文字の《他者》と自己との関係をもう一度捉え直す必要がある。これをショシャナ・フェルマンは「自己転覆的な自己省察」(Felman 90)と呼び、ラカンを引用して、そのための方法として「誤解」すること、まちがって読み取ることを挙げた。では、転移と逆転移が混交し、クライアントとカウンセラー双方の無意識が輻輳化する領域で、いまだに名づけえないものは、どのように誤読されていくのだろうか。

5．行動化としての「抵抗」

　ラカンが言うように「転移が無意識の閉鎖である」(Lacan, b 130) ならば、転移に対する「抵抗」は、無意識の新たな発露と言い換えることが可能だろう。しかしラカンは上で述べたように、転移そのものを、無意識をはばむ抵抗としてのみ捉えているために、抵抗のダイナミズムについてはあまり触れず、したがって、彼が無意識の総体とみなした大文字の《他者》の、現在的表出のなかに刻まれる父権的な社会構築性を問題にせず、それを非歴史化する傾向がある。「象徴界」「現実界」というラカンの語彙をつかえば、言説可能な領域である「象徴界」と、言説不可能な「現実界」の関係をつなぐシニフィアンを特定化して、両者の関係を普遍化する傾向にある。
　むろん抵抗の基本的定義は、主体が自己の無意識へのアクセスをみずから閉ざそうとする動きである。つまり、これまで心のなかで抑圧してきたものの在処を、自己を語ることによって意識化し、新しい自他関係へと踏み出すのではなく、匿ってきたものの内実に触れまいとして、表面上は同じ心的姿勢を、別の人や状況のなかに反復しつづけることである。あるいは、従来の枠組みから離脱した自己説明を試みることを拒否して、緘黙状況に引きこもったり、別様に「言いつくろう」(Freud, c 106) ことである。しかしそう

いった抵抗は、自己に対峙できないという、クライアントの勇気のなさや防衛の強固さのみに起因しているのだろうか。それは過去への退行にすぎず、過去からの脱却には、いかなる意味においても結びつかないのか。

これについてフロイトは面白い事例を挙げている。彼の患者のある老婦人は、ときおり「自分の家と夫から遁走し、誰も知らないところに行ってしまい、自分がなぜ家出する（decamp）のか、その動機に無自覚であった」が、治療を受け始めた最初の数日間で、フロイトに対して「驚くべき親愛的な転移」(Freud, e 154) を示した。しかし一週間後には、今度は「わたし〔フロイト〕からも出ていって（decamp）」(e 154) しまった。フェミニストがもしもこの話を聞いたら、この老婦人が最初フロイトを驚かせるほどに「不気味にも強い」(e 154) 陽性転移を起こしたのは、彼女がこれまで夫をつうじて日々服従することに慣れていた支配的立場を、フロイトが具現する存在であったためであり、そしてまさにこのことのために、彼女は一週間後にはフロイトを離れて、ふたたび過去の遁走行為に舞い戻ったのだという解釈が成り立つと指摘するだろう。つまり、強烈な転移ののちに老婦人がみせた「抵抗」は、自己を見つめることを回避して、過去にいまだに呪縛されているためではなくて、「知っていると想定された主体」が、今まで自分を傷つけていた者と同じ位相にいることを知って、そこから身を引き剝がそうとした行為であり、だからこそ彼女は「〔分析の〕場所から出ていった」(decamp) と解釈できる。この場合の抵抗は、老婦人の意図は何であれ、無意識の閉鎖としての抵抗ではなく、無意識からの叫びとしての抵抗ではないだろうか。

フロイトは、好ましい転移の場合には、「精神」によって無意識が意識化されるが、好ましくない転移の場合は、「身体」によって過去が反復されると主張した。いわくアクティング・アウト「抵抗が大きければ大きいほど、記憶は行動に表すこと（反復）に道を譲る」(Freud, e 151)。むろんフロイトは、この行動化をある程度は「そっと許しておく」(e 153) ことを推奨しているが、しかしその目的は、あくまで抵抗のための「武器を、〔患者から〕一つ一つもぎ取る」(e 151) ためである。

しかしおそらくフロイトが察知しつつも言表化しえなかったことは、抵抗

の行動化が引きおこす規範攪乱的な作用ではないだろうか。精神と身体を分離し、心的理解と行動的反復を両極端のものと捉えて、前者に過去からの跳躍、後者に過去への退行をみてしまえば、いまだに言説化されえない知が、それがいまだに言説化されえないがゆえに、表面上は過去と同じパターンの行動となってしか現れえないという、クライエントの訴え（訴えはまさに転移的な場でなされる）に耳を傾けることはできない。このときいわばフロイトは、彼自身の無意識を閉じてしまったのである。フロイトは、転移を妄想状態と現実生活の「中間域」(Freud, e 154) と捉え、「前者（妄想状態）から後者（現実生活）への移行が、そこで完成する」と述べた。しかし獲得されるべき「現実生活」が、ラカンの言うように「欺瞞の領域」(Lacan, b 133) であるならば、転移のさいに抵抗によって示される身体性は、それを起こす者の意識・無意識にかかわらず、「欺瞞の領域」の地平を押し広げること、つまり《他者》の欲望の現実的表出に新しい何かを付け加えるものになるのではないか。何かを付け加えることは、従来の知の枠組みをその構造において攪乱することである。それはクライアントの無意識からカウンセラーの無意識へとはたらきかけ、カウンセラー自身の「逆転移」・誤読を呼び込んで、「知っていると想定された主体」の身体をも、新しい地平へ向かって切り拓いていく。

　さきほどのフロイトが挙げた老婦人の例で言えば、彼女の状況は、ベティ・フリーダンが「名前のない問題」と「名づけた」ことであるかもしれない。それは老婦人個人の心的生活の困難さとして表出してはいるが、公的な問題であり、その時代の社会の構造的問題である。いわば、「知っていると想定された主体」が体現している欺瞞＝幻想の領域の抑圧性に起因する事柄である。それぞれの時代の知の構造は、その時代特有の幻想の領域を形成し、欺瞞の言語を流布させている。分析者とて、カウンセラーとて、それが幻想でない、欺瞞でないと、言い切ることはできない。なぜなら、人が言語によって構築された存在であるかぎり、大文字の《他者》の不可能な現れとしてしか、自他関係を現実化することはできないからである。だからここでわたしが主張したいのは、幻想や欺瞞に対して負の意味付けをすることではない。むしろ幻想の領域や欺瞞の言語こそ、わたしたちが生きられうる公的

領域を形づくっているのであり、公的領域はわたしたちの死ではなく、わたしたちの生を保証するものであるという前提に立って、その幻想の領域をべつのかたちの（もっと解放的な）幻想の領域に変えていくことが重要ではないかと思われる。既存の社会の偏向性は、意識——すなわち言説——によってまず理解されるのではなく、「抵抗」として「無意識の行動」となって表出しているもののなかに、おぼろげにその姿を現してくる。だからカウンセラーがクライアントに対して、自分の言語（意識）で関わるのではなく、自分の「無意識」で関わるならば、クライアントの抵抗の行動化に対して、カウンセラーが自分自身の「行動反応」で関わる必要があるだろう。

フロイトはいみじくも、被分析者は「自分の状況について、かなりの事柄を、またしばしば非常に広範囲に、思索している」と指摘し、分析者は、既存の分析的知識に依存するよりも、自分自身の体験から学ぶことが重要であると指摘した（Freud, d 119-20）。もちろんフロイトの目的は、「治療のためのもっとも効果的な技法」（d 120）を確立することだった。しかし被分析者をクライアントに、分析者をカウンセラーに置き換えれば、クライアントの転移や抵抗に直接に関わるカウンセラーは、そのカウンセリングの体験をとおして、新しい知の枠組みの曙光をかいま見ることができる。いわんや「個人的なことは政治的なこと」という理念を遵守するフェミニストカウンセラーにとっては、カウンセリングの場における経験——すなわち、カウンセラー自体がクライアントとの転移／逆転移のダイナミズムのなかで経験する心身の脱構築——は、自分がこれまで了解していた身体把握を瓦解させるような身体反応となり、またさらには、そのような身体把握が演じられる言語構造そのものを問いかけるものとなるだろう。

6．カウンセリングという公的資本

本論のはじめで、「女性のメンタルヘルス」の問題系の一つに、脱構築されるべき身体把握と、性暴力を法制化するさいに必要な現実的身体をどう連動させていくかというジレンマがあると述べた。一方は意味の解体へと向かい、他方は意味の統合化を必要とする。これはまた、トランスセクシュアル

の問題系や、生殖医学の問題系とも、繋がっていく。それらのどの局面においても、身体の断片化は、解放のメルクマールとなることもあれば、暴力の痕跡となることもある。そして多くの場合、この二つの相反する意味づけは、同じ一つの事象のなかに混在している。まさに女性のメンタルヘルスが現在対峙しているのは、この身体認識のアポーリアであり、つまりは身体を読み解くさいの心的位相の葛藤である。当然、カウンセリングを行うカウンセラーとして——いや、言語を介してカウンセリングを行う者であるからこそ——そのことに無傷でいられるはずはない。

　だからこそ、カウンセラーが身を置く施設（公的機関・民間を問わない）におけるカウンセラーの位置付けは、重要なものとなる。カウンセラーが孤立して、自分の体験を共有したり、それに新しい名前を付けていく環境を持たないことは、カウンセラー自身を疲弊させる。あるいは、その疲弊から逃れるために、カウンセラー自身の自己防衛として、自分の無意識を再度、閉ざしてしまうことになる。名づけは容易ではなく、また新しい名前は突如到来するものでもなく、既存の名前の体系の隙間からしか生みだしえない。そのためにも、カウンセラーの処遇やカウンセラーをとりまく環境を、「より良い生」に向けた公的資産として、整備していくことが必要だろう。また新しい名づけに向けては、カウンセラーと、心理学や精神分析などの批評理論に従事する研究者との、緻密な連携も必要となるだろう。ひるがえって批評理論は、カウンセラーをつうじて——あるいはカウンセラーそのものの声となった——クライアントの抵抗に耳を傾けることで、みずからの知の体系の脱構築を図ることになるだろう。

　公的機関は、それが官僚機構をそなえたものであればあるほどに、既存の言語の権力を体現する。「知っていると想定される主体」の位置に、公的機関がついてしまうのだ。しかし市民の福祉厚生を旨とする公的資産は、たとえそれが「援助」の名で行われようとも、公の温存（すなわち既存の言語の追認）となってはならず、公の「自己転覆的な自己省察」（すなわち既存の言語の脱構築）となるべきである。女性相談が公的機関のなかに取り入れられている昨今ではなおさらに、既存の言語への対抗言説を発しうる場になる必要がある。いやむしろ、カウンセラーをつうじて獲得される新しい名前は、

カウンセラーが身を置く女性センター、男女共同参画センター、また民間のカウンセリング・ルームを介して——さらに言えば、これらの施設のなかでのカウンセラーの再位置付けと、それによって生じる各施設の制度的な自意識をとおして——「公」の意味を問い直し、市民の生をさらに拡大する契機になりえるものである。まさにそれこそが、過去・未来をつうじてフェミニストカウンセリングに期待され続けていかなければならない事柄であるようにわたしには思われる。

[引用文献]

注) 本文中の引用後の括弧のなかの数字は、原著または英訳書の頁数。訳は竹村。邦訳のあるものは適宜参考にさせていただいた。

Breuer, J., and Sigmunt Freud. "Studies on Hysteria." 1895. *The Standard Edition of the Complete Psychological Works of Sigmund Freud 2* (以下フロイトの英訳著作は SE と略). Trans. James Strachey, et al. London : Hogarth Press, 1955. 19-305 (シグムント・フロイト＆ヨーゼフ・ブロイラー「ヒステリー研究」縣田克躬訳『フロイト著作集 7』人文書院、1974 年、5-232頁).

Butler. Judith. *Undoing Gender.* New York : Routledge, 2004.

Califia, Patrick. *Sex Changes : The Politics of Transgenderism.* San Francisco: Cleis P, 1997. (邦訳が作品社より2005 年出版予定).

Felman, Shoshana. *Jacques Lacan and the Adventure of Insight : Psychoanalysis in Contemporary culture.* Cambridge, Mass.: Harvard UP, 1987 (ショシャーナ・フェルマン『ラカンと洞察の冒険 現代文化における精神分析』森泉弘次訳、誠信書房、1990年).

Freud, Sigmunt, a. "Frangment of an Analysis of a Case of Hysteria." 1905. *SE* 7. Trans. James Strachey, et al. London : Hogarth P, 1953. 3-122 (シグムント・フロイト「あるヒステリー患者10 の分析の断片」細田照敏・飯田真訳『フロイト著作集 5』人文書院、1969 年、276-357頁).

——, b. "The Future Prospects of Psycho-Analytic Therapy." 1910. *SE* 11. Trans. James Strachey, et al. London: Hogarth P, 1957. 139-51 (「精神分析両方の今後の可能性」小此啓吾訳『フロイド選集15』日本教文社、1958 年、33-51頁).

——, c. "The Dynamics of Transference." 1912. *SE* 12. Trans. James Strachey, et al. London : Hogarth P, 1958. 97-108 (「感情転移の力動性について」古澤平作訳『フロイド選集15』日本教文社、1958 年、74-90 頁).

——, d. "Recommendations to Physicians Practising Psycho-Analysis." *SE* 12. Trans. James Strachey, et al. London: Hogarth P, 1958. 109-20 (「分析医に対する分析治療上の注意」小此啓吾訳『フロイド選集15』日本教文社、1958年、91-106頁).

——, e. "Remembering, Repaeating and Working through." 1914. *SE* 12. Trans. James Strachey, et al. London : Hogarth P, 1958. 145-56 (「想起・反復・徹底操作」小此啓吾訳『フロイト著作集 6』人文書院、1970年、249-58頁).

——, f. "Some Reflections on Schoolboy psychology." 1914. *SE* 13. Trans. James Strachey, et al. London: Hogarth P, 1955. 239-44.

——, g. "Observations on Transference Love." 1915. *SE* 12. Trans. James Strachey, et al. London: Hogarth P, 1958. 157-74 (「転移性恋愛について」古澤平作訳『フロイド選集15』日本教文社、1958年、74-90頁).

Lacan, Jacques, a. *Ecrits : A Selection.* 1966. Trans. Alan. Sheridan. New York: Norton, 1977 (ジャック・ラカン『エクリ』全三巻、宮本忠雄ほか訳、弘文堂、1972年).

―――, b. *The Four Fundamental Concepts of Psycho-analysis*. Ed. Jacques-Alain Miller. Trans. Alan Sheridan. New York : Norton, 1978 (『精神分析の四基本概念』小出浩之ほか訳、岩波書店、2000年).

ボストン「女の健康の本」集団『女のからだ―性と愛の真実』1973年、秋山洋子・桑原和代・山田美津子訳、合同出版、1974年.

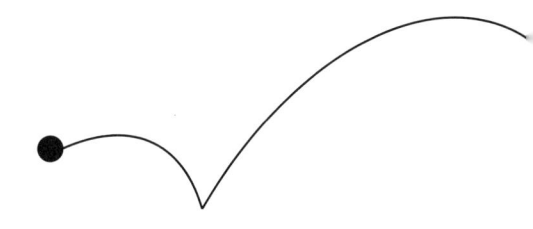

資 料 篇

女性のメンタルヘルスの地平

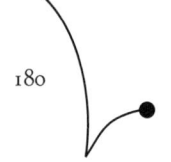

1．アンケート調査

　2003年10月から12月にかけて、全国の女性センター197カ所、全国の女性相談所47カ所、民間開業135カ所、女性のための相談業務を行っているＮＰＯ法人41カ所を対象に質問紙調査を行った。以下は質問紙とその結果である。詳しい調査の方法については、第2章第1節参照。

(1) 質問紙

```
　　　　お茶の水女子大学ジェンダー研究センター
　　女性性のメンタルヘルス研究プロジェクト・アンケート
```

【該当する記号を○で囲んでください。記入欄には、自由にご記入ください】

1．相談員ご自身について

1-1．あながた所属している施設・機関は下記のどこにあてはまりますか。
　　　A．女性（男女共同参画）センター
　　　B．婦人相談所（女性相談センター）
　　　C．民間開業カウンセリングルーム
　　　D．NPO（特定非営利活動法人）や"草の根"グループ
　　　E．その他（具体的に　　　　　　　　　）

1-2．その施設・機関の所在地はどこですか。都道府県名でお答えください。
　　　（都道府県名：　　　　　　　　　）

1-3　あなたの性別をお伺いします。
　　　A．女性　　　　B．男性　　　　C．その他

1-4．あなたの年齢をお伺いします。
　　　A．20代　　B．30代　　C．40代　　D．50代　　E．60代　　F．70代

1-5．あなたの雇用形態をお伺いします。
　　　A．常勤（正職員・正社員）　　　B．非常勤（嘱託・パートを含む）

1-6．あなたの相談員としての経験をお伺いします。（類似の施設での経験を含む）
　　　A．1年未満　　B．1～2年　　C．3～5年　　D．6～10年
　　　E．10年以上

1-7．あなたが日頃対応する相談の対象者についてお伺いします。
　　　A．女性のみ　　　　B．主に女性　　　　C．男女を問わない

1-8．あなたが日頃行っている相談の形態についてお伺いします。
　　　A．面接相談　　　　B．電話相談　　　　C．面接・電話を併用

1-9．あなたの施設・機関の相談は、有料ですか、無料ですか。
　　　A．有料　　　　B．無料

2．相談「事業」について

2-1．あなたの施設・機関で相談業務をおこなっている理由・意義についてお伺いします。（複数回答可）
　　　A．相談者に公的（無料の）サービスを提供できる。
　　　B．女性の状況と課題を把握できる。
　　　C．Bの結果を、あなたの施設の事業に反映できる。
　　　D．Bの結果を、自治体の政策提言に資することができる。
　　　E．女性が抱える問題を、ジェンダーの視点から捉え直せる。
　　　F．法律に定められているから。
　　　G．女性のみと限定することによって、安心・安全な相談の場を提供できる。
　　　H．これまであまりにも女性の問題がなおざりにされてきたから。
　　　I．その他（具体的に：

2-2．相談における主訴・相談ニーズの分類についてお伺いします。
　　　A．分類をしている。　　　→2-3へ
　　　B．分類はしていない。　　→3-1へ
　　　（分類していない理由：

2-3．主訴・相談ニーズを分類している場合
　　　※差し支えなければ、分類表をこのご回答と一緒にお送りください。

A．自分たち独自で分類表を作っている。
　　　B．他で作った分類表を使っている。
　　　C．その他

2-4．相談者の相談内容（主訴・相談ニーズ）を統計処理していますか。
　　　A．統計処理している。　　　　　→2-5へ
　　　B．統計処理をしていない。　　　→3-1へ

2-5．どのように処理していますか。
　　　A．1人の相談者の問題を、面接あるいは電話相談ごとに1件として処理する。
　　　B．1人の相談者の問題を、相談の回数にかかわらず、1件として処理する。

3．相談技法・方法について

3-1．あなたの学習歴についてお伺いします。（複数回答可）
　　　A．大学や大学院などで心理学・社会福祉学・社会学・教育学・医学などを修了。
　　　B．相談員やカウンセラーなどのための養成講座を修了。
　　　C．フェミニスト・カウンセリングの講座を修了。
　　　D．現在、研修・学習中（具体的に：
　　　E．その他（具体的に：
　　　F．とくに学習歴なし。

3-2．あなたが現在実施している相談業務に役立っていると思われる経験や方法についてお伺いします。（複数回答可）
　　　A．女性として生きてきた経験（子育て、介護、離婚、「自分探し」のプロセスなど）。
　　　B．自分自身が女性として差別されてきた経験。
　　　C．CR、自助グループ、自己主張トレーニング等の経験。
　　　D．現行の社会システムでは、いつ自分が被害者になるかわからないという自覚。
　　　E．女性問題の活動家としての経験。
　　　F．フェミニストの視点からジェンダー分析に自覚的であること。
　　　G．自分がパワーをもつ者であることの自覚。
　　　H．これまで受けてきた心理臨床の教育訓練
　　　I．その他（具体的に：
　　　J．特になし。

3-3．あなたが現在、主に使っている相談の理論や技法についてお伺いします。
　　　（折衷や修正したものを含む、複数回答可）
　　　A．来談者中心療法。

B．精神分析。
C．分析心理学（ユング派）。
D．認知行動療法。
E．家族療法・システム理論。
F．ゲシュタルト療法。
G．フェミニスト・カウンセリング。
H．フェミニスト・ソーシャルワーク。
I．ソーシャルワーク
J．危機介入技法。
K．ブリーフ・セラピー。
L．PTSDあるいはトラウマ理論など新しい知見・技法。
M．その他（

3-4．あなたが現在使っている援助（カウンセリング）技法や視点は、来談者の相談に有効に働いているかどうかについてお伺いします。主観的判断で結構です。
A．十分、有効である。
B．ある程度有効である。
C．どちらとも言えない。
D．あまり役立っているとは思わない。
E．わからない。

3-5．それは、どのようなことからそう思われていますか？　主観的判断で結構です。
（そう思う理由：

3-6．あなたが相談員（カウンセラー）という職業を選んだ理由をお伺いします。
（3つまで選んでください）
A．他の人への心理的援助を好ましい仕事だと思うから。
B．他の人への心理的援助が自分に合っている（うまく能力を発揮できる）から。
C．自分も他の人からの専門的援助に助けられたから。
D．自分の専門（たとえば心理学科卒業とか）や経験が生かせるから。
E．女性はまだ被差別的状況にあり、フェミニズムの視点での相談ができるから。
F．女性の「自立・自律」には、相談のような話し合いが最も有効だと思うから。
G．その他（

【3-7から3-9は相談員として10年以上の経験のある方に伺います。10年未満の方は4-1へお進みください】

3-7．過去10年間に相談の内容や相談者の様子（年齢、属性、国籍、相談への態度等）に変化がありましたか。
　　　A．変化があった。
　　　　（具体的に
　　　B．変化がなかった。

3-8．3-7の変化にあなたはどのように対応していますか。（複数回答可）
　　　A．手法を変えている。
　　　B．他の施設と連携している。
　　　C．相談員側の体制を、組織として変えた。
　　　D．じゅうぶんに対応しきれていない。
　　　E．その他（具体的に：

3-9．上記のような相談の内容や相談者の変化から、現代の日本に住んでいる女性が以前と比べて、どのように変化してきたと感じられますか、印象的なことで結構ですから、具体的にあげてください。
　　　　（自由にお書きください：

【4-1から4-4は電話相談を担当している方に伺います。電話相談を担当していない方は、5-1へお進みください】

4．電話相談について

4-1．あなたの施設・機関の電話相談についてお伺いします。
　　　A．電話相談だけを受ける相談員が、電話相談時間に対応している。
　　　B．同じ相談員が電話相談と面接相談を、日（時間）を変えて担当している。
　　　C．同じ相談員が電話相談と面接相談を、同時間帯に対処している。
　　　D．その他

4-2．電話相談の実施時間をお聞きします。
　　　A．毎日、（　　　）時間。
　　　B．毎週、（　　　）回、全体で（　　　　）時間。
　　　C．毎月、（　　　）回、全体で（　　　　）時間。
　　　D．その他　（

4-3．電話相談の意義・理由はどのようなものですか。（3つまで選んでください）

A．相談者は匿名でかけられる。
　　B．匿名のためにプライバシーが保たれる。
　　C．相談者は何でも気軽に、相談できる。
　　D．地理的に相談に出向けない人が、電話なら相談できる。
　　E．家を離れないで、相談できる（子育て、介護、DV等の理由で）。
　　F．複数の電話相談員と話ができる。
　　G．電話相談員は限られた時間で、多くの相談に対応できる。
　　H．比較的経験の少ない相談員でも電話なら対応できる。
　　I．ボランティアでもできる。
　　J．面接相談をする場所が確保できない。
　　K．その他（

4‐4．電話相談の問題点についてお伺いします。（複数回答可）
　　A．電話相談に依存する人を作りだす。
　　B．電話相談員の訓練が不足している。
　　C．電話相談員の地位・処遇に問題がある。
　　D．電話相談と面接相談（カウンセリング）が連動しにくい。
　　E．電話相談を受ける特定の場所がなく、プライバシーが守れない。
　　F．その他（具体的に：

5．事例の処遇・分類

　以下の事例を読んだ感想・意見についてお伺いします。これをテストのようなものではありません。あくまであなたのお考えを知りたいというのが動機です。

> 　24歳で4つ年上の夫と結婚し、26歳で第一子ができたのをきっかけに仕事を辞めました。29歳で出産した2人目の子どもが小学校に入ってから、パートに出ました。夫は仕事人間で、あまり家で会話はありませんが、悪い人ではありません。わたしは子どもの世話も、夫の世話もきちんとやってきたつもりです。現在、家庭にとくに不満があるわけではありません。子どもも夫もそれぞれに、人並みというか普通にやっています。
> 　ところがふとしたことで、かけてみたテレクラで、10才年下の彼と知り合い、外でも会うようになりました。彼といると若い頃のわたしに戻ったような新鮮な気持ちになります。今はうまくいっているけれど、このままの状態では、彼が離れていくのではないかと不安です。彼は「別れてくれ」とは言いませんし、わたしにも家庭を壊す気はありません。いろいろ考えると、落ち着かなく、焦燥感や不安が強くなり、お酒にたよることが増えました。昼間でも飲まずにはいられなくなる時があり、気がついたら台所に寝ています。

5-1．電話あるいは面接でこのような相談があった場合、あなたはどのような相
談として聴きますか。（3つまで、選んでください）。
　　　A．婚外関係の不安感・罪悪感。
　　　B．女性の中年危機。
　　　C．セクシュアリティの模索。
　　　D．夫への不満・当てつけ。
　　　E．人格の未成熟。
　　　F．子離れの寂しさ。
　　　G．性役割適応の行き詰まり。
　　　H．女性の自己中心性。
　　　I．アイデンティティの再構成。
　　　J．家庭生活からの逸脱。
　　　K．就業にまつわる不満・ストレス。
　　　L．性的な欲求不満。
　　　M．アルコール依存。
　　　N．その他（具体的に：

5-2．このような相談を受けたときに、あなたはどのように対応しますか。
　　　（自由にお書きください：

5-3．この時点でのこのケースは、あなたの施設の分類表では、どこに入りますか。
　　　（具体的に：

6．大学（学術研究）との連携について

6-1．大学や研究機関が、貴施設・機関・センターの相談業務（カウンセリング
業務）に積極的に関与・貢献するには、どういう分野や主題があると思われ
ますか。具体的にお書きください。
　　　（自由にお書きください：

(2) 結果

1-1 あなたの所属している施設・機関はどこですか？

女性（男女共同参画）センター	271名
婦人相談所（女性相談センター）	93名
民間開業カウンセリングルーム	57名
ＮＰＯや草の根グループ	76名
その他	19名

1-3 あなたの性別をお伺いします

(単位：％)

	女性センター	婦人相談所	民間	NPO	その他
女　性	98.2	97.8	82.5	98.7	100.0
男　性	1.5	2.2	17.5	0.0	0.0
無回答	0.4	0.0	0.0	1.3	0.0

1-4 あなたの年齢をお伺いします

(単位：％)

	女性センター	婦人相談所	民間	NPO	その他
20 代	0.7	7.5	0.0	0.0	0.0
30 代	10.0	4.3	0.0	11.8	10.5
40 代	27.7	35.5	31.6	18.4	26.3
50 代	33.9	36.6	45.6	46.1	36.8
60 代	25.8	14.0	22.8	22.4	26.3
70 代	1.5	2.2	0.0	1.3	0.0
無回答	0.4	0.0	0.0	0.0	0.0

1-5 あなたの雇用形態をお伺いします

(単位：％)

	女性センター	婦人相談所	民間	NPO	その他
常勤(正職員・正社員)	7.4	19.4	49.1	22.4	36.8
非常勤(嘱託・パートを含む)	90.8	79.6	42.1	47.4	63.2
無回答など	1.8	1.1	8.8	30.3	0.0

1-6 あなたの相談員としての経験をお伺いします（類似の施設での経験を含む）

(単位：%)

	女性センター	婦人相談所	民間	NPO	その他
1年未満	10.3	17.2	1.8	6.6	10.5
1～2年	17.7	24.7	1.8	15.8	15.8
3～5年	28.0	23.7	12.3	35.5	26.3
6～10年	21.8	16.1	22.8	22.4	21.1
10年以上	21.8	18.3	61.4	19.7	21.1
不明	0.4	0.0	0.0	0.0	5.3

1-7 あなたが日頃対応する相談の対象者についてお伺いします

(単位：%)

	女性センター	婦人相談所	民間	NPO	その他
女性のみ	33.6	37.6	19.3	48.7	36.8
主に女性	52.4	55.9	36.8	38.2	36.8
男女を問わない	13.3	6.5	43.9	13.2	26.3
無回答	0.7	0.0	0.0	0.0	0.0

1-8 あながた日頃行っている相談の形態についてお伺いします

(単位：%)

	女性センター	婦人相談所	民間	NPO	その他
面接相談	12.2	19.4	59.6	10.5	10.5
電話相談	17.0	0.0	3.5	23.7	0.0
面接・電話を併用	70.5	80.6	36.8	65.8	89.5
無回答	0.4	0.0	0.0	0.0	0.0

1-9 あなたの施設・機関の相談は有料ですか、無料ですか

(単位：%)

	女性センター	婦人相談所	民間	NPO	その他
有料	1.1	1.1	89.5	22.4	5.3
無料	98.9	98.9	10.5	77.6	5.3

2-1 あなたの施設・機関で相談業務を行っている理由・意義についてお伺いします（複数回答可）

各項目回答者数÷各施設・機関全回答者数×100＝％ （単位：％）

	女性センター	婦人相談所	民間	NPO	その他
A 相談者に公的（無料の）サービスを提供できる	89.3	86.0	12.3	39.5	73.7
B 女性の状況と課題を把握できる	72.7	58.1	43.9	60.5	47.4
C Bの結果を、あなたの施設の事業に反映できる	55.7	32.3	19.3	31.6	26.3
D Bの結果を、自治体の政策提言に資することができる	39.5	34.4	12.3	44.7	31.6
E 女性が抱える問題を、ジェンダーの視点から捉えなおせる	73.4	36.6	35.1	72.4	52.6
F 法律に定められているから	9.6	60.2	0.0	5.3	15.8
G 女性のみと限定することによって、安心・安全な相談の場を提供できる	34.7	43.0	31.6	52.6	21.1
H これまであまりに女性の問題がなおざりにされてきたから	32.5	16.1	22.8	64.5	10.5
I その他	2.2	5.4	33.3	17.1	15.8

2-2 相談における主訴・相談のニーズの分類についてお伺いします

各項目回答者数÷各施設・機関全回答者数×100＝％ （単位：％）

	女性センター	婦人相談所	民間	NPO	その他
分類している	93.4	93.5	42.1	65.8	68.4
分類していない	3.3	4.3	54.4	31.6	26.3
無回答	3.3	2.2	3.5	2.6	5.3

2-3 主訴・相談のニーズを分類している場合

各項目回答者数÷上記設問で分類していると回答した者の数×100＝％ （単位：％）

	女性センター	婦人相談所	民間	NPO	その他
自分たち独自の分類表を使っている	72.7	31.0	66.7	72.0	61.5
他で作った分類表を使っている	14.2	58.6	8.3	12.0	30.8
その他	9.5	6.9	20.8	16.0	7.7
無回答	3.6	3.4	4.2	0.0	0.0

2-4 相談者の相談内容（主訴・相談ニーズ）を統計処理していますか

各項目回答者数÷2-2分類していると回答した者の数×100＝%　　（単位：%）

	女性センター	婦人相談所	民間	NPO	その他
統計処理している	99.6	96.6	70.8	94.0	92.3
統計処理していない	0.4	2.3	29.2	6.0	7.7
	0.0	1.1	0.0	0.0	0.0

2-5 どのように処理していますか

各項目回答者数÷2-4統計処理していると回答した者の数×100＝%　　（単位：%）

	女性センター	婦人相談所	民間	NPO	その他
1人の相談者の問題を、面接あるいは電話相談ごとに1件として処理する	89.3	76.2	76.5	78.7	66.7
1人の相談者の問題を、相談の回数にかかわらず、1件として処理する	10.7	17.9	17.6	21.3	33.3
無回答	0.0	6.0	5.9	0.0	0.0

3-1 あなたの学習暦についてお伺いします（複数回答可）

各項目回答者数÷各施設・機関全回答者数×100＝%　　（単位：%）

	女性センター	婦人相談所	民間	NPO	その他
大学や大学院などで心理学・社会福祉学・社会学・教育学・医学などを終了	39.1	49.5	61.4	28.9	31.6
相談員やカウンセラーなどのための養成講座を終了	59.4	34.4	52.6	55.3	63.2
フェミニストカウンセリングの講座を終了	28.4	14.0	35.1	19.7	21.1
現在、研修、学習中	27.3	22.6	24.6	32.9	26.3
その他	10.7	9.7	15.8	21.1	21.1
特に学習暦なし	4.8	10.8	0.0	7.9	10.5

3-2 あなたが現在実施している相談業務に役立っていると思われる経験や方法についてお伺いします（複数回答可）

各項目回答者数÷各施設・機関全回答者数×100＝％ （単位：％）

	女性センター	婦人相談所	民間	NPO	その他
女性として生きてきた経験	82.7	84.9	70.2	78.9	84.2
自分自身が女性として差別されてきた経験	39.9	21.5	50.9	67.1	26.3
CR、自助グループ、自己主張トレーニング等の経験	45.0	12.9	56.1	48.7	26.3
現行の社会システムでは、いつ自分が被害者になるかわからないという自覚	29.5	25.8	15.8	42.1	15.8
女性問題の活動家としての経験	18.1	10.8	17.5	35.5	26.3
フェミニストの視点からジェンダー分析に自覚的であること	50.2	22.6	33.3	57.9	31.6
自分がパワーを持つ者であることの自覚	20.7	9.7	24.6	31.6	15.8
これまで受けてきた心理臨床の教育訓練	46.5	39.8	87.7	27.6	57.9
その他	13.3	17.2	12.3	13.2	15.8
特になし	2.6	2.2	0.0	1.3	0.0

3-3 あなたが現在、主に使っている相談の理論や技法についてお伺いします（折衷や修正したものを含む、複数回答可）

各項目回答者数÷各施設・機関全回答者数×100＝％ （単位：％）

	女性センター	婦人相談所	民間	NPO	その他
来談者中心療法	69.7	65.6	77.2	52.6	57.9
精神分析	12.9	8.6	29.8	5.3	5.3
分析心理学（ユング派）	8.5	8.6	29.8	3.9	5.3
認知行動療法	22.1	8.6	31.6	14.5	15.8
家族療法・システム理論	15.5	7.5	21.1	6.6	31.6
ゲシュタルト療法	5.5	1.1	17.5	3.9	5.3
フェミニスト・カウンセリング	50.9	23.7	38.6	55.3	26.3
フェミニスト・ソーシャルワーク	16.6	4.3	21.1	18.4	15.8
ソーシャルワーク	15.5	26.9	10.5	10.5	31.6
危機介入技法	17.7	9.7	8.8	13.2	15.8
ブリーフ・セラピー	14.8	11.8	28.1	9.2	10.5
PTSDあるいはトラウマ理論など新しい知見・技法	18.8	14.0	28.1	21.1	10.5
その他	9.6	24.7	17.5	17.1	15.8

3-4 あなたが現在使っている援助（カウンセリング）技法や視点は、来談者の相談に有効に働いているかどうかについてお伺いします

(単位：％)

	女性センター	婦人相談所	民間	NPO	その他
十分、有効である	17.7	9.7	36.8	25.0	21.1
ある程度有効である	67.5	66.7	61.4	53.9	57.9
どちらともいえない	6.6	14.0	1.8	7.9	5.3
あまり役立っているとは思わない	0.0	0.0	0.0	0.0	0.0
わからない	4.8	7.5	0.0	9.2	15.8
無回答	3.3	2.2	0.0	3.9	0.0

3-6 あなたが相談員（カウンセラー）という職業を選んだ理由をお伺いします
（3つまで選んでください）

各項目回答者数÷各施設・機関全回答者数×100＝％　(単位：％)

	女性センター	婦人相談所	民間	NPO	その他
他の人への心理的援助を好ましい仕事だと思うから	28.4	43.0	42.1	13.2	26.3
他の人への心理的援助が自分にあっている（うまく能力を発揮できる）から	30.6	33.3	57.9	25.0	42.1
自分も他の人からの専門的援助に助けられたから	13.7	11.8	17.5	13.2	10.5
自分の専門（たとえば心理学科卒業とか）や経験が生かせるから	35.8	29.0	38.6	22.4	15.8
女性はまだ被差別的状況にあり、フェミニズムの視点で相談ができるから	47.2	23.7	29.8	56.6	31.6
女性の「自律・自立」には、相談のような話し合いが最も有効だと思うから	42.1	26.9	22.8	51.3	26.3
その他	14.8	22.6	17.5	13.2	31.6

3-7 過去10年間に相談内容や相談者の様子に変化がありましたか

各項目回答者数÷10年以上の相談経験があると回答した人の数×100＝％　(単位：％)

	女性センター	婦人相談所	民間	NPO	その他
変化があった	84.7	88.2	85.7	100.0	100.0
変化がなかった	0.0	5.9	14.3	0.0	0.0
無回答	15.3	5.9	0.0	0.0	0.0

3-8 3-7の変化にあなたはどのように対応していますか（複数回答可）

各項目回答者数÷上記設問で変化があったと回答した人の数×100＝%（単位：%）

	女性センター	婦人相談所	民間	NPO	その他
手法を変えている	50.0	53.3	66.7	20.0	0.0
他の施設と連携している	74.0	33.3	56.7	60.0	75.0
相談員側の体制を、組織として変えた	18.0	40.0	10.0	20.0	0.0
十分に対応しきれていない	18.0	20.0	6.7	13.3	0.0
その他	10.0	60.0	20.0	26.7	50.0

4-1 あなたの施設・機関の電話相談についてお伺いします

各項目回答者数÷1-8電話相談あるいは電話・面接を併用と回答した人の数×100＝%（単位：%）

	女性センター	婦人相談所	民間	NPO	その他
電話相談だけを受ける相談員が、電話相談時間に対応している	17.3	6.7	4.3	27.5	0.0
同じ相談員が電話相談と面接相談を、日（時間）を変えて担当している	15.2	12.0	34.8	24.6	0.0
同じ相談員が電話相談と面接相談を、同時間帯に対処している	61.2	64.0	30.4	30.4	82.4
その他	2.5	2.7	8.7	17.4	0.0
無回答	0.0	0.0	21.7	0.0	17.6

4-3 電話相談の意義・理由はどのようなものですか（3つまで選んでください）

各項目回答者数÷電話相談あるいは電話・面接を併用していると回答した人の数×100＝%（単位：%）

	女性センター	婦人相談所	民間	NPO	その他
相談者は匿名でかけられる	64.1	74.7	21.7	65.2	64.7
匿名のためにプライバシーが保たれる	38.0	42.7	4.3	33.3	41.2
相談者は何でも気軽に、相談できる	52.3	50.7	26.1	50.7	52.9
地理的に相談に出向けない人が、電話なら相談できる	54.9	54.7	65.2	68.1	47.1
家を離れないで、相談できる	67.1	61.3	60.9	62.3	58.8
複数の電話相談員と話ができる	3.8	8.0	0.0	5.8	0.0
電話相談員は限られた時間で、多くの相談に対応できる	3.0	6.7	0.0	4.3	0.0
比較的経験の少ない相談員でも電話なら対応できる	1.3	2.7	0.0	2.9	5.9
ボランティアでもできる	0.0	1.3	0.0	5.8	0.0
面接相談する場所が確保できない	0.8	0.0	0.0	1.4	0.0
その他	1.7	0.0	4.3	0.0	5.9

4-4　電話相談の問題点についてお伺いします（複数回答可）

各項目回答者数÷電話相談あるいは電話・面接を併用していると回答した人の数×100＝％

(単位：％)

	女性センター	婦人相談所	民間	NPO	その他
電話相談に依存する人を作り出す	61.6	60.0	34.8	30.4	52.9
電話相談員の訓練が不足している	32.9	42.7	13.0	36.2	35.3
電話相談員の地位・処遇に問題がある	26.6	38.7	13.0	47.8	11.8
電話相談と面接相談が連携しにくい	14.3	9.3	8.7	14.5	17.6
電話相談を受ける特定の場所がなく、プライバシーが守れない	3.4	13.3	0.0	5.8	23.5
その他	10.5	4.0	13.0	20.3	17.6

5-1　電話あるいは面接でこのような相談があった場合、あなたはどのような相談として聞きますか？3つまで、選んでください

各項目回答者数÷各施設・機関全回答者数×100＝％　(単位：％)

	女性センター	婦人相談所	民間	NPO	その他
婚外関係の不安感・罪悪感	40.2	48.4	31.6	40.8	42.1
女性の中年危機	24.0	22.6	24.6	9.2	36.8
セクシュアリティの模索	14.8	14.0	14.0	13.2	10.5
夫への不満・あてつけ	4.4	8.6	12.3	7.9	5.3
人格の未成熟	10.3	21.5	24.6	13.2	10.5
子離れの寂しさ	2.6	2.2	10.5	2.6	0.0
性役割適応の行き詰まり	42.8	18.3	29.8	32.9	36.8
女性の中年危機自己中心性	4.8	7.5	0.0	6.6	0.0
アイデンティティの再構成	61.3	48.4	52.6	43.4	47.4
家庭生活からの逸脱	9.6	16.1	5.3	14.5	26.3
就業にまつわる不満・ストレス	0.4	0.0	0.0	0.0	0.0
性的な欲求不満	0.4	2.2	1.8	3.9	0.0
アルコール依存	50.2	60.2	52.6	68.4	57.9
その他	5.9	8.6	10.5	9.2	0.0

2．聞きとり調査

(1) 女性センター

北海道立女性プラザ
札幌市男女共同参画センター
中野区女性会館
目黒区男女平等・共同参画センター
町田市男女平等推進センター
横浜女性フォーラム
愛知県女性総合センター
名古屋市男女平等参画推進センター
大府市石ヶ瀬会館
京都府女性総合センター
大阪府立女性総合センター
兵庫県立男女共同参画センター
徳島県男女共同参画プラザ
徳島市女性センター
福岡県男女共同参画センター
福岡市男女共同参画推進センター
北九州市立男女共同参画センター
沖縄県女性総合センター
なは女性センター

(2) 女性相談所

愛知県女性相談センター
徳島県女性支援センター
福岡県女性相談所
沖縄女性相談所・配偶者暴力相談支援センター

(3) 民間開業

フェミニストセラピィ"なかま"
原宿カウンセリングセンター
フェミニストカウンセリングなごや
ウィメンズカウンセリング名古屋ＹＷＣＡ
ウィメンズカウンセリング京都
フェミニストカウンセリング堺
ウィメンズカウンセリング徳島

(4) ＮＰＯ法人

ＮＰＯ法人リカバリー
ＮＰＯ法人女のスペース・おん
港区コミュニティカフェ
北九州シェルター

(1) 女性センター

北海道立女性プラザ
施設の概要
● (財)北海道女性協会による公設民営の女性関連施設。1991年開館。 ● 所管は北海道環境生活部男女平等参画推進室。女性協会は理事長（非常勤）の他常勤6名。相談は女性協会の管轄になっており、相談員はカウンセラーに依頼して現在3名が行なっている。相談員は職員という位置付けにはない。 ● 情報収集・提供事業、相談事業、学習機会・場の提供事業、ネットワークと交流・団体活動支援事業を実施。
相談事業の概要
●「人生相談」は毎週金曜13：00～17：00。(社)北海道家庭生活総合カウンセリングセンターで訓練を受けた相談員がやっている。面接相談（1人80分）と電話相談（1人60分）の時間をとっている。2002年度実績72件（面接相談71件、電話相談1件）。 ●「法律相談」は毎週水曜13：15～15：45。札幌市内の弁護士8名による持ちまわりで担当。事前予約による面接相談のみ。2003年度実績168件。
「人生相談」の概要
● 申込み書に氏名、住所、人生相談か法律相談か、また面談希望日時等を書き入れ、受付に事前に提出（電話予約可）。職員は相談員から提出されるその日の相談カードを集計し、統計資料を作成。相談の記録は職員が施錠される書庫に保管。 ● (社)北海道家庭生活総合カウンセリングセンターは40年の歴史を持っている。カウンセラーの養成、研修、講座を設置しており、これらの受講料で運営されている。プラザの相談員は、このセンター所属。日ごとに決まった相談員1人が来館し、相談室で電話相談、面接相談に1人で対応する。電話相談は非常に少ない。 ● フェミニストカウンセリングという言葉は始めて聞くが、ここでの人生相談は人間として悩んでいること、迷い苦しんでいることに寄り添いながら、自分の力で自らの人生を築かれることを願っている。 ● 1日の謝金は2000円で交通費込みだから、ボランティアに近い。相談をとおして自らも成長させてくれる場であるが、専門性をもって相談にあたっている。教育や訓練はカウンセリングセンターでずっとやっている。 ● DV関連のケースで緊急を要するものは道立女性相談援助センターに送る。年1回の機関連絡会議（警察、保健センター、子育て支援関連部署等参加）にはカウンセリングセンターのカウンセラーと女性協会の職員が出席する。 ● 相談対応については、すべて相談員に任せる。内容分類は、相談カードを職員が分類。個々の相談対応や相談内容に関し担当職員が相談員と意見交換等を行うことはない。
相談の内容
●「夫婦関係」「夫の問題」など家庭問題の相談が多く、最近は「DV」と生き方を含めた「精神保健」が微増。 ● 相談報告書に掲載する統計資料の分類項目には「DV」の項目はないが、DVは夫の問題の暴力に入れている。この分類でとくに不都合は感じていない。 ● 相談員への苦情はとくにない。カウンセリングは自らの力で考え行動することなので苦情ということではないと考える。相談者との関わりのなかでしか活動していないから、プラザ内でのことはよくわからない。ただ主婦から出発しており、相談者は新しい知識を持ってくるのでなかなか追いつくのが困難なときもある。今後プラザでの相談のあり方をどうすればよいかはあまり考えていない。

札幌市男女共同参画センター

施設の概要

- 公設民営の女性関連施設。2003年9月開館。
- 旧札幌市女性センターからの引継ぎで最近オープン。所管は札幌市市民局男女共同参画推進室男女共同参画課。市から委託を受け(財)札幌市青少年女性活動協会が管理運営を行なっている。所長(市課長職)その他財団職員16名。
- 9つの機能にもとづいた事業。自己開発支援機能、相談事業機能、健康支援機能、交流のひろば機能、就労・起業支援機能、調査・研究機能、情報・広報機能、ネットワーク支援機能、国際協力・交流支援機能。

相談事業の概要

- 相談には「総合相談」「法律相談」「心とからだ相談」「人権相談」「仕事の悩み相談」の5つがある。2003年度4カ月の全実績181件(女性174件、男性7件)。
- 総合相談は火曜15：00〜17：00、第2火曜は18：00〜20：00、木曜は10：00〜12：00。家庭生活全般の相談は家裁の調停委員、社会福祉士、カウンセラー等が担当。
- こころと体相談は、火曜14：00〜16：00。心理士や産婦人科医、精神・神経科医があたっている。
- 法律相談は毎金曜13：00〜15：00、そのうち1回は18：00〜20：00。札幌市内10余名の女性弁護士が持ちまわりで担当。
- 人権相談は月曜10：00〜12：00、水曜18：00〜20：00。対象は男女を問わない。

「心とからだ相談」の概要

- 相談時間が週1回2時間に限られている。病院等に勤めている心理士や精神科医、産婦人科医が相談を受ける。心もからだ相談も同じく夜間に2時間の枠をとってある。総合相談は4名。あくまでも個人委託。
- センター常勤職員のうちの1人が相談事務を担当。職員は相談員から提出されるその日の相談一覧表を集計し、統計資料を作成。センターの事業報告書に掲載する。
- 面接中の電話の場合、かけなおしてもらうこともある。電話相談から面接相談に進む場合も相談員が判断し、予約を入れる。
- 相談員とは年1回、毎秋に実施されるDV関連機関連絡会議(保健センター、子育て支援関連部署等参加)に相談員と担当職員が出席。
- 相談対応・内容分類等については、相談員に任せているが、状況により職員と対応について協議する場合もある。

相談の内容

- 「総合相談」では夫、親、子どもとの関係性の問題が多く離婚相談が一番多い。生き方の項目に自尊感情の低さやジェンダーや老後を入れた。この分類では相談員の受け止め方に相違がでてくるだろう。暴力はDV、性被害、児童虐待などを入れた。
- 「心とからだ相談」ではあくまでも女性の立場にたった相談を心がけているが、外部医、精神科医、産婦人科医に直接つなぐことはない。
- 問題点は2時間しか予算枠のないこと。

中野区女性会館

施設の概要

- 東京都中野区が勤労福祉会館と複合で設置した公設の女性関連施設。1984年開館。保育施設あり。組織の位置付け：「子ども家庭部」→「男女平等分野」→「女性会館」。職員は館長（女）の他5名（女4、男1）。
- 端緒は1978年「婦人問題専管組織」の設置。「中野区基本構想」「中野区婦人行動計画」(1981年)。
- 会館事業に関すること等について協議する「中野区女性会館運営会議」を設置。委員は22名（女性問題の解決・男女平等推進等の活動団体からの推薦10、一般利用団体代表者2、公募10）、任期2年。年11回程度開催。
- 機能は「情報・学習機会の提供」、「団体交流支援」、「女性問題相談」等。講座は「女性のための参画促進」「就労支援」「男性向け」「若年向け」「自主グループ企画」等。

相談事業の概要

- 「一般相談」：面接相談（予約制）、1人50分程度。火曜～土曜の10：00～16：00。女性問題相談員2名（非常勤）で20日。相談員の有給休暇あり。任用は1年。更新あり。
- 「法律相談」：面接相談（予約制）、1人30分程度、無料。第1土・第3金の午後。相談員による事前・事後相談を受けることが必要。中野区法曹会の女性弁護士による。2003年度：実施回数22、年齢30代38.4％、40代16.9％、60代15.2％、50代14.3％、内容は夫婦・離婚74件、相続12件、事故・賠償7件、親子・扶養6件。
- 「女性問題相談関連事業」：一般相談で浮上した女性問題に焦点を当て、講座を実施。2003年度は、離婚（親権・財産分与）、遺言や相続、中高年のうつ（男女とも）、女性への暴力、護身術等について、弁護士・医師・研究者・警察官などが講演。計7回、参加者延べ237人。2004年度には、女性への暴力学習会を区内の被害者女性支援グループと連携して実施。
- 「グループワーク」：2003年度はアサーティブ・トレーニング講座を実施、2時間半、計4回、参加者延べ70人。

「一般相談」の概要

- 2003年度1,649件（相談660件［新規193；継続412；再来55］）、電話相談未実施。
- 相談員の能力の維持・向上は、スーパーヴィジョンや、東京ウィメンズプラザ、ヌエックなどが実施する研修等への参加による。
- 内容によって、区の子ども担当部署や生活援護分野、婦人相談員、保健福祉センターなどとも連携。
- 相談内容は講座に反映。テーマは、相談員と事業担当者が企画。

相談の内容

- 内容は法律相談の事前事後34.7％、家庭21.5％、生き方13％、人間関係7.6％
- 相談者年齢30代45％、40代17.1％、60代12.4％、50代10.8％、20代9.1％、他。以前は30代40代が多かったが、30代を中心に20代から80代まで広がる傾向。
- 主訴分類（初期の頃と若干変わった）：（数字は2003年度の件数合計1,649)自分の生き方(86)、こころ(48)、からだ(0)、家庭(142)［夫・パートナー(103)、親(13)、子ども(20)、他(6)］、女性に対する暴力(28)［DV(23)、セクハラ(0)、ストーカー(5)、レイプ(0)、虐待他(0)］、人間関係(29)［異性(29)、職場(9)、地域(3)、嫁姑(4)、他(5)］、仕事(12)、暮らし(18)、法律(43)、他(4)、法律相談の事前事後(229)。
- 傾向：女性への暴力の相談、過去の虐待の後遺症で悩む人の来所が増加。相談者が新しい言葉（自己決定・自己責任など）に呪縛されている。非異性愛の相談はあまりない。

目黒区男女平等・共同参画センター

施設の概要

- 目黒区設置の公設公営の女性関連施設。1992年、開館。
- 総務部内にある人権政策課の庁外施設として男女平等・共同参画センターが置かれている。センター長（係長級）、常勤職員4人、非常勤職員4人の配置。
- 情報収集・提供事業、相談事業、学習機会・場の提供事業、ネットワークと交流・団体活動支援事業を実施。

相談事業の概要

- 「こころの悩みなんでも相談」は火・木・金・土曜日10：00～16：00、水曜18：00～21：00。開館当初から、フェミニスト・セラピィの民間グループへ業務委託し、電話相談と面接相談を実施。民間グループからは4人の相談員が曜日ごとに担当を決めて派遣される。2003年度実績1,915件（面接相談523件、電話相談1,392件）。
- 「からだの相談」は土曜10：00～12：00（第2土曜を除く。8月は休み）。相談員は保健師に開設当初から依頼。電話相談と面接相談を実施。2003年度実績129件（面接相談2件、電話相談127件）。
- 「法律相談」は火曜9：30～12：10（第4火曜は18：00～20：00。8月は休み）。目黒区法曹会等の女性弁護士が担当。事前予約による面接相談。2003年度実績112件。

「こころの悩みなんでも相談」の概要

- センター常勤職員のうちの1人が相談事務を担当。職員は相談員から提出されるその日の相談一覧表を集計し、統計資料を作成。センターの事業報告書に掲載する。相談員が記録する相談受付票（受理簿）は相談員が相談室に施錠して保管。担当職員が閲覧することはない。
- 民間グループから曜日ごとに決まった相談員1人が来館し、相談室で電話相談、面接相談に1人で対応する。面接中の電話の場合、かけなおしてもらうこともある。電話相談から面接相談に進む場合も相談員が判断し、予約を入れる。
- 相談員とは年1回、事務打ち合わせ会を実施。相談内容について情報・意見交換。毎秋に実施される区のDV関連機関連絡会議（警察、保健センター、子育て支援関連部署等参加）に相談員4人と人権政策課長・センター長・担当職員が出席。
- 相談対応・内容分類等については、すべて相談員に任せ、個々の相談対応や相談内容について担当職員が相談員と意見交換等を行うことは原則としてない。ただし、DVなど事務担当も知っておくべきことは連絡してもらう。民間グループは相談委託業務をまとめた年次報告書（A4判8ページ）を目黒区に提出。

相談の内容

- 「夫婦関係」の相談が依然として多く、最近は「DV」と「精神保健」が増加。DVのなかでは精神的暴力や経済的暴力など表に出にくい相談が出てきた。またグチを言いたい、さびしいから話を聞いてほしいといった電話も少なくない。
- 精神保健分野の相談では、相談員の判断で区内の病院の情報を伝えることもある。精神科医や産婦人科医に直接つなぐことはない。
- センター事業報告書に掲載する統計資料の分類項目には「DV」の項目はないが、相談員がまとめる相談委託業務年次報告書には相談員が、「夫婦関係」「夫婦以外の家族・親族関係」等の下位分類として「DV」の統計をとっている。この分類でとくに不都合は感じていない。
- 相談員への苦情はない。フェミニスト・セラピィの視点で実施する相談の長所は役所のケースワーカーに相談するのと違って、匿名性による相談員との距離感だと思う。

町田市男女平等推進センター

施設の概要

- 町田市の公設公営の施設。
- 男女平等推進に関する情報収集・提供事業、情報誌啓発誌の発行、女性悩みごと相談事業、講座の開催、団体・グループ活動支援事業を実施。

相談事業の概要

- 「女性悩みごと相談」は月・火・木・金9：30～16：00、水曜（第3を除く）13：00～20：00。公募により採用した嘱託職員が対応。
- 当初は電話相談のみ実施していたが、「DV防止法」施行に伴い、多様化する解決困難な問題に円滑に対応するため、かつ適切な情報を相談者に提供するために、2001年より面接相談を開始。
- 2003年度、相談件数（面接相談を含む）1386件。

相談員の研修

- 研修は、東京ウィメンズプラザが主催するスーパーヴィジョン（月1回）、外部講師を招いてのグループによるケース検討会（年7回）、組織内のケースカンファレンスを行っている。

他機関との連携

- DVに関する相談、緊急一時保護を要する相談が増加しており、当該センターが情報提供をして、他機関（他県他市を含む）との連携の必要な相談も多い。
- 市内各機関のDVに関する認知が高まり、当該センターへのリファーが積極的に行われるようになった。
- 2004年より、当該センターが主催し、警察、児童相談所、社会福祉協議会、市民相談室、障害福祉関係課、子育て支援施設等を交えての情報交換会が開催されている。

横浜女性フォーラム

施設の概要

- 横浜女性フォーラム（2005年4月に男女共同参画センター横浜に名称変更）は、横浜市が設立した(財)横浜市女性協会が管理運営する女性センターで、1988年開館。姉妹館としてフォーラムよこはま（2005年9月に閉館予定）、横浜市婦人会館（同男女共同参画センター横浜南）がある。また、2005年秋に男女共同参画センター横浜北が開館予定。
- 情報交流事業、就労支援事業、市民活動協働事業など諸事業の一つとして、総合相談事業を行っている。
- (財)横浜市女性協会では、総合相談事業（総合相談室）のほかに、横浜市からの委託による性別による差別等の相談事業（男女の人権相談室）を実施している。総合相談室は課長1、相談員6名。男女の人権相談室は課長1名、職員1名。

相談事業の概要

- 「男女の人権相談室」は、性別による差別等により人権が侵害された場合の相談窓口。平成13年に施行された横浜市男女共同参画推進条例に基づき設置された。必要により、関係者への調査、改善に向けた要請・指導等を行う。相談受付時間は木曜と年末年始を除く毎日（土日も含む）午前9時から12時、午後1時から5時。月曜と金曜は左記に加え午後6時から8時。
- 「総合相談室」は「心とからだと生き方」「女性に対する暴力」の総合相談である。電話相談、面接相談、および弁護士・医師による相談を実施。電話相談は木曜と年末年始を除く毎日（土日も含む）午前9時から11時半と月曜と金曜の午後6時から8時。火曜の午後1時から4時は女性に対する暴力電話相談。火・水・金・土・日の午後1時から5時までと火・水・土の午後6時から8時が面接相談。水・金・土の午後もしくは夜間に弁護士・医師による相談が入る。面接相談は予約制で、まず電話相談の利用となる。2003年度電話相談件数4,642件、面接相談件数1,201件。
- 総合相談室では、相談員がDVの定義・心身への影響・安全確保などについて説明する情報提供型相談の「女性のためのDV情報提供会～予約のいらないドロップ・イン」、「DV・トラウマからの自己信頼回復講座」、「夫婦関係・離婚をめぐる法律知識講座」、地域連携事業としての「DVをテーマとした出前講座」等を実施している。

「総合相談室」について

- 受理会議やケースカンファレンス、スーパービジョンなどを相談という実践と一体のものとして捉え、相談システムを構成する要素と位置づけている。必要に応じては館長など管理職を含めた拡大カンファレンスを開催する。
- 電話相談から面接相談への予約となったケースについては受理会議で援助方針等について相談員全員で検討し、面接担当者を決める。電話相談から面接相談に移る段階で担当する相談員を換えるのが基本。相談室全体で相談を受けていくという姿勢を相談者に伝えている。
- 採用した職員に対して相談員としての研修を行う。新任相談員研修プログラムがある。相談センターとして年間を通してグループスーパービジョンを実施する他、相談員各自が外部研修にも積極的に出て行く。
- 相談ニーズからみえる課題を事業化・施策化に繋げること、また左記に役立つ分類の作成を進めている。

愛知県女性総合センター

施設の概要

- (財)あいち女性総合センターが運営する公設民営の施設。財団職員は県派遣職員10名と固有職員23名（内正規9、嘱託14名）。所管は愛知県県民生活部社会活動推進課男女共同参画室（2004年度末）。
- 情報の発信・調査・研究のため、こころと体の健康づくり、交流の促進・芸術活動のための施設。宿泊施設を併設。1996年開館。

相談事業の概要

- 相談には4つの部門がある。電話相談、面接相談（予約）、専門相談（女性のための法律相談）、DV専門電話相談。
- 面接相談は休館日を除く毎日。水曜は夜間有り。電話相談は金曜9：00～16：30、土・日曜9：00～16：00。専門相談は法律相談が毎土曜10：00～12：00、DV専門電話相談は毎週土曜14：00－16：00に実施。

相談の概要

- 電話相談3,558（内DV309）、面接相談862（内DV220）、専門相談（法律150）、DV専門電話相談136件（2003年の実績）。
- 相談員の資格は問わない。相談経験のある人を採っている。女性の立場で相談にあたれるかどうかが重要。4名の嘱託、週30時間。
- 他の類似施設同様、相談事業は当然あるという現状だが、地方分権や行政と民間との協働、財政面での合理化などの方針が出される中、今後のありかたや方向性の検討が重要である。

DV電話相談の概要と内容

- 2003年度電話相談は209件、面接相談220件の内実人数132人（身体的暴力を受けている人数34人）。
- 数は決して少なくはない。福祉事務所などに紹介しなければならにケースは少ない。DV相談支援センターではないためと推測されるが、理由は不明。

面接相談の特徴

- 相談分類を家庭（夫婦、親子、結婚等）、生活、職場・近隣、生き方、その他に大きく分けているが、「夫婦関係」の相談が離婚も含め圧倒的に多い。法律相談でも半分以上が離婚相談。
- 分類はこれまであったものを踏襲しているが、多様化する相談の実情に即していない部分も多く、使いにくいため再考したいが、統計には比較が必要なので変更については検討中。
- 男女参画のための相談とか女性のエンパワーメントや社会的問題性を主眼に実施しており、それを施設全体に生かすためには、行政がシステムについて考えることが必要で、そのためにはコミュニケーションをうまく取ることが大切だと考えている。
- 相談はたしかに多様化している。それにDVが加わったので現場は大変。内容の変化としては「病気」ではないもののいわゆるボダーレスの幅が広くなっている。知りたい情報が具体的になっており相談者は知りたがっている。生き方的なものは少ない。ただ受容的にきいているだけでは不十分。
- DVやSHは社会的な認知が大きく変化した。ネットワークを作っていくために民・官・専門員と一緒に研修をしており、相談員としてはそのなかでの存在や役割を明確にしていきたい。

名古屋市男女平等参画推進センター

施設の概要

- 市立の公設公営の施設。相談事業は主査1名、専門相談員（嘱託職員）5名で構成。所管は名古屋市総務局総合調整部。
- 施設は「情報と交換」のフロア、「心とからだ」のフロア、「学び」のフロアがある。
- 開館時間は9：00～21：00、日曜のみ 9：00～17：00。夜間の開館が特徴。2003年開館。
- 施設運営の特徴として、管理運営の一部をNPO法人に委託し、協働運営NPO法人は市民とセンターをつなぐ役割りを担っている。

相談事業の概要

- 電話相談、面接相談（予約）、専門相談（心とからだの相談・法律相談－予約）。
- 電話相談は専用ダイヤル（052-241-0352）を持ち、火曜～日曜の昼休みを除く10：00～16：00まで。木曜のみ10：00～12：00、18：00～20：00まで。専門相談は法律相談が毎金曜と土曜、心とからだ相談は月1回程度。
- その他、相談からのニーズに直結した実践型セミナーとして、法律やからだの講座を企画、実施している。
- 相談員は、ジェンダー視点を持った心理系、社会福祉系からバランスよく採用した。ただし役割の区分けはせず、おたがいの経験をふくらませて相談に対応している。

相談の概要

- まず電話相談が入り口となっており、電話相談で解決に繋がる場合、必要によって予約制の面接相談や専門相談を利用し、問題解決を図る場合という相談の流れを考えている。
- 2003年6月の開所から2004年2月までの実績は、電話相談1,318件（内DV286件）、面接相談206件（内DV102件）、法律相談（人権54件－DV15、一般93件－DV6）、心とからだの相談8件（内DV3件）である。

相談の内容と特徴

- 相談の内容分類（大分類のみ）【生き方、心、からだ、夫婦、家庭、親族、（女）・（男）、人間関係、暴力、仕事、暮らし、その他】
- 市条例の拠点施設として、単に悩みを聴くだけでなく、問題解決につなげられるような方向性を持っている。
- 男女共同参画推進センターであるが、女性のほうが不平等な状況におかれている現実を踏まえ、相談については「女性のための総合相談」として実施している。ただし、センター事業としては、男性への呼びかけ、男女参加型のアサーティブネス・トレーニングなどいろいろな講座をやっている。
- 訴えは変わってきている。セクシュアル・ハラスメントやDVとかの言葉が流通し、言葉を知って相談にくる。けっこう30代の相談者が多いが、50代、60代も増えている。声を上げやすくなっているのは事実。まず相談してみようと思ったときに受け皿があるのはいいこと。女性の話を受け止めながら、何ができるかを一緒に考える。こちら側が目的をもった相談室なので、どういう枠組みを提供できるかだと思う。相談者が自分の問題を整理し、問題解決の見通しや役立つ情報を獲得するための支援が重要と考える。
- 市の直営なので、市の関係機関とは密接に関わっている。関係機関の機能や社会資源のありようを知ることが相談員の大事なところ。福祉事務所にはDV対応の体制が未整備だが、市としての支援体制を進めている。密な連携や研修が必要。

大府市石ヶ瀬会館

施設の概要

- 大府市の公設公営の女性関連施設。1989年、開館。
- 所管は大府市市民協働部青少年女性課。
- 活動として学習、(主催講座等)、情報、図書、相談、フリースペースの活用、託児室の利用。
- 職員は館長1名(嘱託、相談員をかねる)、職員は総勢8名

相談事業の概要

- 相談室は1992年から1人体制でやってきたが、2001年ぐらいから相談が増えたので1人増員。面接相談はフェミニズムの視点を持ったカウンセラーが担当。
- 電話相談は平日9:00~17:00、面接相談は、原則として第1・3月曜10:00~17:00。2003年度電話相談の実績270件、面接相談202件。
- 相談員は、適時ケース会議を持ち、対策を話し合うし、県の学習会などにでて訓練を積んでいる。
- 市は最初のころは情報的なものと同じ位置付けであったが、女性の立場に立った相談をキチンとしていかなければいけないと説得し、またDV防止法のもとシェルターへの補助金も出し、人員も増えた。

相談の内容と特徴

- 相談の区分は、家庭(夫婦、親子、結婚等)、生活(医療保険、精神衛生、住宅、サラ金等)、職場・近隣(対人関係等)、学習、その他。2002年の実績として、面接総数139件、電話総数228件。学習カテゴリーをのぞく全部の相談のなかでDVが150件。相談受付票(受理簿)や相談員の記録は相談員が事務室に保管。担当職員が閲覧することはない。
- 館の愛称であるミューいしがせ相談室は、民間シェルター「ウィメンズハウスあゆみ」の連絡窓口になっている。公共の会館が民間のシェルターの窓口になって官民連携でDVに取り組むのは珍しい。少しずつ市も応援しなければならない、と思い始めたようだ。
- シェルター、あゆみは、2世帯の入居が可。2002年にオープン。10人のボランティアスタッフが関わり、市の補助金とカンパ、バザーで運営している。年間平均して3分の2が埋まっている状態。滞在期間は最長1カ月。利用料は大人1日1000円、子ども500円。支払えない人は強要しない。
- 高齢者のDVもある。福祉で受ける高齢者のDVをあゆみでうけられるか、問題を一本化することを話し合っている。

問題点

- 電話で愚痴を言いたい人もあることは事実だが、少し話をきいてあげると落ち着くという。そこで講座にくるように誘い、仲間つくりをしていくように援助する。必ずそのようになるわけでないが。
- フェミニズムの視点を持った相談員の養成をしなければいけないが、それがなかなかうまくいかない。

京都府女性総合センター

施設の概要

- 京都府が京都府民総合交流プラザ内に設置した公設民営の女性関連施設。1996年開館。2004年4月施行の府男女共同参画推進条例に基づく拠点施設。
- 管理運営は、財団法人京都府民総合交流事業団。職員は、館長他3人が府から出向、プロパー3人、非常勤・臨時職員を含めて合計13人。
- 情報提供、学習研修、相談、交流支援、調査研究の5機能。講座は、「ＫＹＯのあけぼの大学」、「ＤＶグループワーク」等実施。

相談事業の概要

- 「一般相談」は、女性の抱える広範な悩みの相談窓口で、休館日（水曜）を除く毎日10：00～12：00／13：00～18：00（日・祝は10：30～12：00／13：00～16：30）、電話および面接（予約制）相談。15年度2,023件（電話1,528、面接495）。
- 「ＤＶサポートライン」は、15年度から新設、休館日と日曜を除く毎日10：00～12：00／13：00～17：00、電話および面接（予約制）。
- 「専門相談」の「フェミニスト・カウンセリング」は面接（予約制）のみ、金曜夜18：00～21：00。フェミニストカウンセラーが担当。15年度86件。
- 「法律相談」は、第2・4木曜13：30～16：30、京都弁護士会の女性弁護士に委託。15年度88件。
- 「働く女性のホットライン」（労働相談）は、月・火・木・土（祝日は休み）の9：00～12：00／13：00～16：30、電話及び面接（予約制）。
- 月1回館長、副館長と相談員全員が参加して相談会議を開催している。
- 女性のための相談ネットワーク会議を平成9年から年2～3回開催。
- 2004年6月から「チャレンジ相談」を府が独自に予算化し、女性センターへ委託、キャリアカウンセラー2人、火・土曜に開設。

「一般相談・専門相談」の概要

- 一般相談は、男女共同参画に関するもの、ジェンダーに起因する暴力、差別的扱い等についての相談や、女性の生き方、その他諸々の相談を電話と面接で受けている。
- 専門相談は、一般相談と同じフェミニストカウンセラーが担当。夜は、勤めている人や子育て中の人が多い。無料で専門的なカウンセリングを受けられる府内で唯一の機関として重要。
- 相談員は、非常勤の嘱託職員で、1年契約、2人が交代で担当。ＤＶ相談が増えてきたので、ＮＰＯ委託の相談員を1人増やし、ＤＶサポートラインを開設（ＤＶ支援センターではない）。

相談の内容

- 当初は、夫婦や家族、人間関係が多かったが、ＤＶ防止法や児童虐待防止法ができ、ＤＶ等が表面に出てきた。面接相談では、子どもの頃の虐待が浮かび上がって来ることが多い。15年度にＤＶサポートラインができて急激にＤＶが増えた。セクハラも均等法改正後、相談として件数が増えてきている。
- 主訴分類は当初から変えていない。一般相談、専門相談は、学習・情報、生き方、くらし、夫婦、家族、人間関係、性・からだ、精神保健、労働、法律、その他の11分類。

大阪府立女性総合センター

施設の概要

- 大阪府立婦人会館を前身とし、「男女の自立と対等な参加・参画に基づく男女共同参画社会の創造」をめざして、1994年11月に開館。地上10階・地下1階、延べ床面積12,760㎡のなかに500名収容のホールやグループ活動支援のためのワークステーション、フィットネススタジオやヴィデオ製作・編集室、各種会議室などを備えた総合施設。
- 管理・運営は大阪府の委託を受けて「(財)大阪府男女共同参画推進財団」が行い、①女性情報の蓄積と発信（女性情報専門ライブラリー）、②女性のエンパワーメントのための相談事業（サポート・カウンセリングルーム）、③女性の表現・文化の発信（啓発・文化表現事業）などを行っている。
- ドーンセンターは8年にわたり、「ドーンセンター推進会議」などで専門家や女性団体・グループを交えて理念やプログラムの検討を行い、一般府民の意見を聞く「府民フォーラム」を何度も重ねて、「大阪府の男女共同参画政策の拠点施設」として設立された。

相談事業の概要

- 相談事業は「大阪府女性総合センター条例」のなかに「女性の抱える問題に関する相談」を行うと位置付けられ、女性とその関係者を対象に、ジェンダー問題に敏感な視点を持った女性の専門相談員によって毎日実施されている。
- 相談のメニューは、①面接相談（担当フェミニストカウンセラー）44セッション、②電話相談（担当女性相談員）週4時間、③法律相談（担当女性弁護士）週6枠、④からだの相談（担当女性医師）月4枠、⑤不妊にまつわる悩みの電話相談（担当女性助産師・医師）週6時間などですべて無料、面接相談は予約制。年間の総相談件数は8000件を超える。
- 特色として、設立当初より個別相談の他、女性に共通の悩み・問題を語り合い問題解決を図る「サポートグループ」や、女性問題やカウンセリングを学ぶことで女性が自己実現への力を回復する「女性（私）のためのカウンセリング講座」や「自己表現講座」等の相談事業独自の講座を開催し、トータルに女性のメンタルヘルス向上の取組みを行っている。また、相談事業から見える女性問題をドーンセンター全体の事業企画に反映させ、毎月の相談事業会議や相談員研修を運営するためにコーディネーター制をとっている。
- またセンター外にも、大阪府のDV相談センターの電話相談担当に週12名（延べ）派遣、4カ所の民間シェルターにも4名の女性相談員を派遣（月1～4回）している。

相談の内容

- 2003年度の実績としては、電話相談3,829件、面接相談2,055件、DVセンター電話相談1,152件、法律相談242件、からだの相談31件、不妊の悩み相談325件など。電話・面接ともに30代女性の利用が最も多く、次いで面接では40代、電話では50代。
- 相談内容をみると、面接では「生き方→親子→夫婦→こころ→人間関係」、電話では「暮らし→こころ→夫婦→生き方→人間関係」の順で、「夫婦」の中にはDVに当たる相談もかなり含まれている。DVセンターでの電話相談では、暴力にかかる相談が8割以上。
- ここ10年の相談内容の傾向としては、DVやセクハラ被害などの認識が広まり、心理面接などにその後遺症の回復を求めるケースが増えたこと、また、家庭内(性)虐待などのサバイバーやいわゆる「AC」という自覚を持つ相談者からの相談が増えたことなどがあり、相談内容が深刻化する傾向にある。また、長年にわたり深刻な問題を抱えて生きてきた女性が社会的な不適応に至り、女性センター相談など女性に共感的で無料の行政相談などに活路を求めるケースなども増加している。
- 一方で、いわゆるジェンダー社会における家族・夫婦関係に起因する女性の悩みも減少せず、別居・離婚や育児不安・子育ての困難といった内容で増加している。

兵庫県立男女共同参画センター

施設の概要

- 兵庫県設置の公設公営の女性関連施設。1992年、開館。
- 県民政策部地域協働局男女家庭課の所管。所長、主幹、団体課（主幹が課長兼務）、企画啓発課、就業援助課、定員職員（所長含む）10名、非常勤嘱託員（女性問題カウンセラーと情報アドバイザー）5名の配置。
- 啓発（各種フォーラム・学習機会の提供としてセミナー・人材育成）・情報の提供・相談・就業支援（技術講習・啓発）・活動交流支援・調査研究・連携事業等を実施。

相談事業の概要

- 女性問題相談①「なやみの相談」は、月～金11：00～18：40および土 9：40～16：10に面接相談、9：30～16：30電話相談。2003年度実績3,871件（面接1,797件、電話2,045件、文書29件）②「労働相談」は、第1～4金曜13：30～16：30、面接・電話相談、社会保険労務士（個人）が開設。③「女性のための心身（こころ）の健康相談」は、第1・3木曜13：30～16：40、面接相談、県立大学助教授（看護師）。④「不妊専門相談」は、月2回面接、週1回電話相談、面接は男性医師（産婦人科、泌尿器科）、電話は助産師が担当。⑤「法律相談」は、「なやみの相談」を受けた後予約、月1回、弁護士に依頼。
- 男性問題相談は、第3火曜の17：00～20：00、電話相談、臨床心理士（男性）。2003年度22件。
- ＤＶ防止・啓発のセミナーや学習会を実施。県立女性相談センター（配偶者暴力相談支援センター）とＤＶネットワーク会議を年2～3回開催。
- 当センターの他、県内10地域に設置されている県民局に各1名の女性問題相談員を配置。啓発および電話相談を実施。この所管は、男女家庭課。

「なやみ相談」の概要

- 非常勤嘱託員の女性問題カウンセラー3人で担当（予約制）。月1回、所長、主幹、企画啓発課長と相談員3人による受理会議を開き、内容の把握、問題点の検討、他事業への反映等を図り、心理講座を実施。
- 面接1,797件46.4％、電話が2,045件52.8％、文書29件0.8％。
- 面接は初回1時間、継続50分、電話は30分を目途としている。
- 2001年度に「男女共同参画社会をめざす相談ハンドブック」を作成し、他の相談機関への普及と活用を図っている。さらに、ＤＶパンフレット（2002、2003年度）やセクハラパンフレット（2002年度）等各種パンフを作成し配布。

相談の内容

- 面接相談のニーズが増加し、電話相談は減少傾向。面接は約1月待機。電話相談はリピーターが多い。開設時は、ＤＶを知らない相談者が多かったが、今は相談者自身がＤＶと認識。ＤＶ関係は、昨年度392件10.1％、もっとも多かったのは2001年720件18.7％。
- 精神科領域の相談増加。精神科医との連携や医師からの紹介で服薬治療と並行している場合もある。
- 相談内容は、昨年4月分類項目の内容を見直した。主訴による分類12（学習情報、生き方、くらし、夫婦関係、家族関係、対人関係、性・性被害、体、心、労働、法律、その他）と、相談員がジェンダー問題の視点で捉えた分類14。
- センター内の情報図書室で情報アドバイザーが情報相談を行い、連携している。

徳島県男女共同参画プラザ

施設の概要

- 所管は徳島県県民環境部男女共同参画課。公設公営の女性関連施設。1997年開館。相談事業は1996年開設。
- 職員数6(非常勤特別職)。所長(1名・女性)、次長(1名・男性)、推進員(2名・女性)、総合相談員(2名・女性)
- 事業内容：①女性問題等への啓発、活動への助言・指導等　②県民やグループなどの学習の場としての活用　③情報の収集・提供　④女性に関する総合相談事業の実施。

相談事業の概要

- 女性総合相談：①電話相談(女性サポートダイヤル)：日曜と昼休みを除く10：00～12：00、13：00～16：00、②面接相談：第1・3木曜10：00～12：00、13：00～16：00　③法律相談：第2木曜13：00～16：00　④健康相談：第4木曜13：00～16：00。
- 女性総合相談の内容は、健康(こころとからだ)に関する相談がもっとも多く、次いで生活の問題、離婚の問題が多く寄せられている。
- 女性総合相談員は2名。週30時間の非常勤。大学院で臨床心理の勉強をした者2名。こころの悩みに専門的に応えるために必要とされる臨床心理学の知識や技術を学んでいる者を雇用。
- 法律相談は離婚、金銭、相続の順。
- 健康相談は女性医師による相談。女性特有の相談からからだ全般に関する相談。

相談の内容や特徴

- 女性総合相談は秘密厳守で、フリーダイヤルで行っている。
- 女性医師による健康相談では、個別相談とグループ相談を実施し、グループ相談では、参加者相互の話し合いをとおして得られるものが大きく、大変好評を得ている。
- 県のDV関連機関連絡会議、他女性関連施設等連絡会への参加やその他、県内外の研修、会議に参加し、他機関との連携、相談員の資質向上に努めている。

問題点

- 相談事業は夜の時間枠がない。仕事を持つ人は16：00終了では相談・来所できない。

徳島市女性センター

施設の概要

- 徳島市の公設公営施設。2000年開館。
- センター職員は所長1名、係長1名、嘱託2名。
- 活動は、男女共同参画社会作りに関する講座の開催、啓発イベント、情報誌の発行等の各種施策、相談事業、団体活動の支援、図書の貸し出し。開所日時は、日曜・火曜・祝日・年始年末を除く、10：00～18：00。

相談事業の概要

- 「一般相談」(常時受け付ける継続性を問わない相談)と「カウンセリング相談」の2種類の相談形態がある。男女ともに受け、託児あり、無料。1人1時間程度。
- 一般相談の開所日の10：00～17：00。電話・面接。
- カウンセリング相談は、女性は毎水曜・金曜13：00～16：00、第1・3水曜・金曜18：00～20：00。男性は第2水曜18：00～20：00．原則として面接。

相談の内容と特徴

- 相談件数については、2003年度の一般相談が314件（電話：女性228件・男性1件、面接：女性64件・男性2件、付き添い18件、連携1件）、カウンセリング相談が396件（女性からの相談が385件、男性からの相談が11件。内、面接：女性368件・男性11件、電話：女性17件・男性なし）で合計710件となっており、年々増加している。ただし男性相談は増加していない。
- 相談内容については、「夫婦間の悩み」がもっとも多く、その背景にDVがあるものが多い。次いで「こころ」「生き方」「親子・家庭の悩み」「人間関係の悩み」と続いて多く、少ないのは順に「からだ」「性・性的被害」「仕事上の問題」「暮らし」「その他」となっている。一般相談では「生き方」が少なく、「その他」「暮らし」がやや多い。カウンセリング相談では「生き方」が多く、「暮らし」「その他」は少ない。
- 男女共同参画の視点をもって、女性の相談員が対応している。
- 毎月1回ケースカンファレンスを行っている。
- 相談業務を含む「女性センターアンケート」を実施し、利用者の意見や要望をリサーチし、改善に努めている。
- 相談から出てきたニーズを具体的な施策に反映するよう努めている。

問題点

- DV以外の暴力（デートDV、親族間の暴力、ストーカー等）の分類がなく、統計に反映されにくい。

福岡県男女共同参画センター

施設の概要

- (財)福岡県女性財団による公設民営の女性関連施設。1996年開設。
- 所管　福岡県生活労働部男女共同参画推進課
- スタッフは館長(財団副理事長)以下、情報支援課に所属する相談員6名を含む職員数22名(内県からの派遣職員6名)。
- 業務内容は情報収集提供事業(ライブラリーの運営、男性向け啓発冊子の作成等)、調査研究事業、相談支援事業(総合相談、専門相談等)、研修養成講座(一般講座、養成講座、社会参加支援講座等)、参加交流事業、公の施設の管理運営事業である。

相談事業の概要

- 相談の目的には、ジェンダーの視点から問題をとらえなおすことによって女性のエンパワーメントを図るような場であること。また心理的サポートと行動にむけてのサポート(ソーシャルワーク的)が必要と考えている。
- 総合相談には電話と面接があり火曜～日曜は9：30～16：00、加えて金曜のみ18：00～20：30。相談室相談員が対応。専門相談には法律相談(第1・3水曜13：00～16：00女性弁護士)、健康相談(こころの相談、第1火曜13：00～16：00女性カウンセラー、奇数月第4土曜13：00～16：00精神科医、からだの相談、偶数月第4土曜13：00～16：00女性産婦人科医)、労働相談(第2水曜13：00～16：00県労働福祉事務所職員)、就業援助相談(第2水曜14：00～16：00就業援助アドバイザー)、女性に対する暴力の相談(第2・4木曜13：00～16：00女性カウンセラー)。
- 2002年度相談の実績は、電話相談3,808件、面接相談307件、ＤＶ電話相談316件。
- 相談員6名の内1名は県からの派遣職員。5名は嘱託職員、相談経験があることが採用の条件。
- 女性関係の相談業務に関わる行政機関の相談員の情報交換・研究会・研修会を実施して、相談機関のネットワーク化を推進している。

相談の内容や特色

- 2002年度の相談実績のうち、電話相談の相談内容では、夫婦が25％、対人関係、家族、健康問題はそれぞれ20％弱、その他となっている。面接相談の相談内容では、夫婦が30％を越え、家族、暮らしの相談が10％強、その他となっている。ＤＶの相談については、別途集計し、前述の集計の中では、夫婦、男女に含まれている。
- 主訴分類は、他の女性センターの分類を参考にして、平成10年に改訂。
- ＤＶのグループ相談を実施しているが、毎回出席することが難しい参加者が多くいる。
- ＤＶに関する男性の相談もあるが、たとえ女性のための相談であっても、加害者の可能性があり被害者本人からの相談ではないので断っている。
- 2003年に男女共同参画センターに名称変更して、男性の相談が増えることを予想したが、あまり増加は見られなかった。相談は原則女性からの相談とし、男女共同参画社会の普及啓発については、男性を対象として実施している。
- 面接は最長1年。
- 女性からの総合相談窓口を開設されたことやＤＶ法の制定・改正によって、相談することが身近になり、「容易に声をあげてもいい」という認識が広まった。

問題点

- ネットワークに関して、他機関でのＤＶ観や女性観の違いがあるので、システムでは作用しにくい面もある。個人的ネットワークに頼らざるを得ない。

福岡市男女共同参画推進センター

施設の概要

- ㈶福岡市女性協会による公設民営の女性関連施設。福岡市女性センターとしては1988年開設。
- 所管は福岡市市民局。
- 設置目的は、女性の自立と社会参加を促進するとともに、その活動の場を提供し、もって男女共同参画社会の実現に資するため。
- センターの機能として、自立促進、総合相談、交流促進、国際相互協力、情報提供交流、調査研究がある。
- 職員は常務理事、派遣職員12名、嘱託職員14名。
- 女性センターからの名称の変更により、新たな業務内容を今後検討する（2004年2月現在）。

相談事業の概要

- 相談員は6名。1週間30時間勤務4名と15時間勤務2名。臨床心理士の有資格者3名と元家裁の調査官1名と相談経験者2名。
- 採用の基準は専門性という点で臨床心理士。女性の自立と生き方を中心に相談にあたるので、そのような視点を持つ人。
- 相談は「心と生き方相談」と講座による啓発等を行っている。「心と生き方相談」には、総合相談、特別相談、グループワーク、グループ相談会、就業援助相談がある。
- 「総合相談」は、電話（30分を目安）、面接（1時間を目安）継続面接は可。「特別相談」は女性弁護士による法律相談（毎水曜13：00～16：00（30分を目安）、「グループワーク」テーマごとに参加者を募っている。「離婚に関する手続き・法律」グループ相談会は、年4回、14.00～16：00、弁護士と元家裁調査官による講話と参加者からの質問を受けて進めていく。就業相談は月1回、県労働局からの出張面接相談。

相談の内容や特色

- 相談分類は、生き方、夫婦、家庭、男女、対人関係、職業、高齢者、青少年、法律一般、健康一般、その他となっている。相談分類に関しては、開設当初既存の女性センターも少なく、実際に受けた相談内容から項目をまとめ、女性が抱える問題の視点が明らかになるよう検討しながら作成をしていった。ＤＶは夫婦、男女の項目にある。
- 2002年度の実績は、生き方264件、夫婦1,709件、家庭609件、男女267件、対人関係320件、職業157件、高齢者19件、青少年20件、法律一般179件、健康一般283件、その他（相談にいたらないものも含む）138件。
- 相談室ミーティングは、月3回、ケースカンファレンス、受理会議が中心。
- 相談者は30代が多く、次いで40代、50代となっている。電話相談は原則として匿名で受けている。
- ＤＶの加害者と思われる男性からの「妻子の行方を探る相談」などもあり、相談室での統一した対応が必要である。
- ＤＶ相談を受けるためには一時保護施設や関係機関の情報、連携が必要となるため関係機関との連絡会議や研修会への参加が不可欠である。

北九州市立男女共同参画センター

施設の概要

- (財)アジア女性交流・研究フォーラムによる公設民営の女性関連施設。1995年開設。
- 所管は北九州市男女共同参画部。
- 財団法人の職員は合計13名。理事長はセンター長を兼ね、センターは市派遣5名、所長以下、嘱託、その他を含め合計22名による運営。
- 情報収集提供事業、自己開発事業、市民活動支援事業、相談事業、リプロダクティブ・ヘルス／ライツ、調査研究事業、ムーブフェスタ2002の事業を行った。

相談事業の概要

- 職員総数は22名。事業課のなかに相談員が位置付けられており、嘱託3名の内常勤3名。他に月5日程度別途相談員を2名依頼。
- 一般相談は（電話は随時。火曜～日曜10：00～13：00、16：00～17：00、面接は予約。火曜～日曜10：00～17：00ただし金曜13：00～17：00）。女性の抱える多様で複雑な問題を心理相談員がジェンダーの視点に立って援助する。
- 性別による人権侵害相談はDV、セクシュアルハラスメント、性差別の相談。人権侵害をしている相手に申し立てができる。相談時間（電話は随時。火曜～日曜日電話が10：00～13：00、15：00～17：00、金曜10：00～16：00、17：00～20：00。面接はこの時間内に予約）。
- 女性の人権に関する法律相談。第1火曜、第2土曜13：00～15：00、第4金曜18：00～20：00、1人30分、1回の定員4名。
- グループ相談は心理相談員がファシリテーターを勤め、問題意識を共有するグループで話し合う。2002年度は「母娘関係を考える」等グループ相談を行った。
- 自助グループ支援。2002年度の支援は6グループ。
- 相談員は臨床心理士やカウンセラーを雇用。相談員は公募時に心理、福祉、医療、教職等の資格・免許を有することを条件としている。
- 2002年度一般相談（電話1,253件、面接1,218件）、人権相談（電話63件、面接30件）、法律161件、合計2,725件。グループ相談の延べ参加人数は120名。

相談の内容や特色

- グループ相談はジェンダーの視点での話し合い。テーマは、母娘のほかに「私らしい自己表現」「しあわせ神話とわたし」。毎週1回、全8回。他に毎月2回定期的に開催する「夫婦関係を考える」グループ相談も行なった。
- 一般相談の分類は生き方（生き方、性格、生活設計等）、夫婦（夫婦関係、離婚、離婚後等）、家庭（育児、親子関係等）、男女（交際、婚約・結婚等）、対人関係（友人・知人、職場、近隣等）、職業（就職・転勤、労働環境等）、高齢者（介護、不安）、青少年（不適応、学業・進路等）、健康一般（精神的健康、身体的健康等）、法律一般。下位コードとして、宗教、異性関係、暴力、言葉による暴力等22項目を設けている（03年度よりDVや児童虐待といった女性、子どもに対する暴力に関するインデックスも付け加えている）。
- 人権相談は、DV、生活、セクハラ、夫婦、性被害、ストーカー等。
- 相談員は1回の相談ごとに受理票に記録をつけ、毎月統計と新規相談の受理票を管理職に回覧しケースを共有する。緊急のケースについてはそのつど課長に報告。保管した受理票を一般職員が見ることはない。法律相談は一般職員が電話による予約を受ける。
- DV対策関連機関連絡会議による情報の共有化や、相談員が他の相談機関（警察や各区役所）の主催する連絡会議へ出席することのより他期間との連携を深めている。
- 女性センターの時代から男性の相談をも受けてきた。
- 相談の変化としては、夫婦問題、離婚が多くなっている。

問題点

- 市立のセンターであるゆえに特定の人の相談をどこまで引き受けていくのか、医療機関でないところに守備範囲の線引きが難しい。

沖縄県女性総合センター

施設の概要

- (財)おきなわ女性財団運営による公設民営の女性関連施設。財団は1993年、女性総合センターは1996年開館。
- 所管は知事直属の知事公室長のもとにある男女共同参画室。センターの館長は財団の常務理事。専任職員(県派遣 5、民間出向 1) 6 名、嘱託員18名、相談 4 名(嘱託)、計25名体制(2004.7.1現在)。
- 啓発・学習(講座、イベント等)、相談(女性問題に関する様々な相談)、情報提供(関係機関とのネットワーク等)、創造・発表(幅広い文化・創作活動等)、交流(県民の幅広い交流の場等)、自立促進(自立のためのさまざまな援助)といった支援事業を実施。

相談事業の概要

- 相談事業:一般相談、国際女性相談(電話・面接・その他)の2002年度の実績1,952件、法律相談、こころの健康相談の実績75件。
- 一般相談はまず電話がインテーク的役割を持ち、毎日10:00~17:00(ただし、面接は要予約。月・日、年末年始は休み)。電話相談は情報提供的な役割が多い。国際女性相談は外国人との結婚や離婚から派生する問題の相談に対応。
- 女性弁護士の「法律相談」は毎金曜14:00~17:00まで。2002年度の実績は57件。「こころの健康相談」も女性精神科医。第 3 木曜14:00~17:00まで、18件。
- 相談員は任期が 3 年だが、再任は可。ケースワーカーやカウンセラーの経験者に依頼。

相談の内容や特色

- 国際女性相談は沖縄の特殊性で、外国人との結婚・離婚だけでなく、子どもの問題も含まれる。深刻なケースも多い。電話相談(2002年度1,570件)の内一番多い夫婦問題629件に次ぐ244件。
- 主訴は「生き方」「こころ」「からだ」「仕事」「夫婦関係」「親子関係」「人間関係」「性・性被害」「暮らし」「国際問題」「その他」。開所のおり、相談員が先進的なセンターの分類を参考にしながら作った。
- 対応方法は、傾聴・助言65%、他機関紹介18%、情報提供 6 %、その他には直接支援として必要な機関への同行が年に 3、4 件ある。
- 訴えが変わったというより、受け方が変わってきた。子どもの問題という場合、性別役割の母というより、個人的スタンス(生き方とか)で相談する感じ。離婚やこころの問題は増えた。
- センター常勤職員のうちの 1 人が相談事務を担当。職員は相談員から提出される日々集計をもとに、センターの事業報告書を作成する。記録や相談受付票(受理簿)は相談員が相談室に保管。担当職員が閲覧することはない。
- 相談員は随時各事業担当と講師・講座内容等について情報・意見交換をする。またDV関連機関連絡会議(警察、保健センター、子育て支援関連部署等参加)に出席。

問題点

- 女性の問題というものの定義を厳密に特定しがたいし、数量化自体も困難。
- 女性政策に訴えを反映させたいが、降りてくるだけでなかなか吸い上げられていない。DVの啓発講座を開くにも講師の選定に苦慮する。
- センターでの相談とは何かが特定できないわりには、専門性に加えて企画力が必要。そういう相談員はどこにでもいない。

なは女性センター

施設の概要

- 所管は、那覇市総務部男女共同参画室。公設公営の女性関連施設。1996年開館。
- 参画室は室長以下、主査2名、非常勤7名（内センター指導員4名、相談員3名）という編成。
- 相談員は1年ごとの更新で5年最長の雇い止め。相談経験があるということが採用の条件だが、援助技術やジェンダーの視点を有するものを配置。

相談事業の概要

- なは女性センター設置条例第3条第4項より、相談業務は、女性に関する諸問題の総合相談と位置付けている。市民活動課の市民相談とは異なり、このような位置付けをしているのはここだけ。
- 2003年度相談受付件数は、面接180件（同行含む）内ＤＶ44件、電話相談1,470件内ＤＶ99件、カウンセリング35件（同行とは相談員が相談者に付き添うこと。同行先：家庭裁判所、役所、警察、病院、女性相談所などの公的機関）。
- 主訴分類は当初大分類だけだったが、動向が見えにくいということから他のセンターを参考にして、細分化したものを作った。人生（性別役割、性格、宗教等）家族（不和、介護、暴力、親子等）夫婦（離婚、性生活、暴力等）人間関係（職場、近所、友人・知人等）健康（妊娠中絶、更年期、依存症等）性（近親姦、性の不安や悩み、性感染症等）職業（男女差別、求職、パート等）金銭（借金、クレジットカード等）教育（育児、学業・進路、不登校等）、暮らし（生活環境、福祉等）、その他である。
- 相談の多いのは①夫婦・離婚で、②人間関係、③暮らし、④家族、⑤生き方の順。
- 基本的に電話相談だが、本人の希望や必要に応じて面接に移行。さらに臨床心理士や法律相談が求められる場合は、いったん相談受付をして、後に紹介する。

相談の内容や特徴

- 相談についての統計に関しては、相談員（3人）が取りまとめ、センター業務全般を担当する職員に報告し、男女共同参画行政概要に掲載の上、市民に公表している。
- ＤＶ防止法やストーカー規制法にともない、全体的に相談しやすくなっている。相談者が個人の問題と捉えていた事項が、年を追うごとに社会的・文化的問題として捉えられるようになっている。開設当初に比べると、女性問題の相談窓口としての認知度が上がってきた。
- 相談対応や相談内容によっては、相談員と担当職員が意見交換などを行っている。
- トートーメー(位牌継承)の問題。
- 島しょ県のため、ＤＶ被害者が避難するにも限界がある。

問題点

- 専門性の重要性を考慮した場合、5年の雇い止めという雇用形態が妥当なのかどうかはわからない。一方で相談員の入れかえが新風を吹き込む場合もあるだろうが。
- 業務としての同行サービスの枠組みが明確ではない。
- 完全なプライバシーの保護ができかねているが、施設の構造上の問題で、天井部が2ｍ開いており、相談室内の会話が外にもれてしまう可能性がある。そのため面接相談の際には、防音性の高い学習室を利用し、プライバシー保護に努めている。

(2) 女性相談所

愛知県女性相談センター

施設の概要

- 県立の施設。1957年売春防止法による婦人相談所として開設。2002年からＤＶ法の一時保護を含めた機能として愛知女性相談センターに改称。
- 職員は、常勤9名、非常勤は弁護士、精神科医を含む20名。女性相談員は全員非常勤で12名。愛知県下に女性相談センター駐在室を7箇所設置し、13名の女性相談員を配置。
- 業務は、相談（来所一定例出張相談を含む、電話）、調査・判定および嘱託医による助言、一時保護および一時保護委託、指導・施設入所、広報活動、関係機関との連携、研修等。

相談事業の概要

- 来所相談は、要保護女子の早期発見のために日常生活を営む上でなんらかの問題を有する女性について広く相談にあたる。電話相談は相談専用電話をもち平日9：00～21：00まで。一時保護は、緊急に保護を必要とする場合や短期間の保護更正のための指導を必要とする場合に行なう。原則として小学校低学年までの児童を同伴できる。
- 一時保護所は女性相談センターに併設され、20名定員。一時保護委託については、社会福祉施設と民間シェルター、あわせて8カ所と契約。
- 悩みが多岐にわたり、国際化もみられるため、定期的に相談員研修を行う。研修関係機関との連携では、民間団体・関係施設長・警察等最大38機関でのネットワーク会議を行っている。

相談の内容や特徴

- 面接相談は3,401件、電話相談5,969件（2002年実績だが、これまで最大級）。
- 主訴別分類は、本人の問題（精神的な問題、帰住先なし、生活困窮、病気等―26.6％）、家庭の問題（暴力、離婚、子どもの養育不能、子どもの問題等―68.9％）、その他（売春強要、住居問題等―4.5％）に分けている。
- 一時保護は要保護女子218名、同伴児童138名（2002年度実績）。保護日数は平均17.4日。入所後2、3日して、当面の方針を決める。相手との関係をどうするかによって保護命令の利用か、調停や離婚の申し立てか。裁判所や弁護士事務所に付き添う。住み込み就労が決まって早く退所する人もいるが、夫のもとに帰ってしまう人もいるし、長期になりそうな女性は母子寮や単身者は婦人保護施設を利用する。ＰＴＳＤの人の利用は今のところない。とにかく短期とはいえ、安心して暮らせる場を提供する事が重要。
- ＤＶ以外にも問題や悩みをもっている人達なので、ＤＶだけをみるのではなく、その人ごとの「困っている事」に対応するという意識。だからＤＶ法施行後も全体に大きな変化はないといえる。ただ施行により手助けできることは増えた。
- 利用者ごとの事情で対応するし、ＤＶ防止法以前から暴力問題はあった。ＤＶ問題以外の帰住先なしというケースでも心理的ケアは必要。したがって売防法とＤＶ法による保護対処は同じで、居室も区別していない。
- 女性相談センターの場所などは公開されているのでＤＶ問題の加害者が押しかけて不穏な状態になることもある。そのような時は秘守義務を守りながらも対応はしなければならない。
- 〔相談員が〕男性としてというより「私」としての援助姿勢が大切。公務員としてできること、すべきことを行なっていく。
- 社会全体としては豊かになっても、解雇され家賃未納で保護を求めてくる人はなくならない。
- 一時保護諸のルールを守れない人もいる。それについては話をする。それでも守れるとは限らないが、その人が地域で暮らし始めてもルールはついて回るので守った方がいい、と教え続けている。

徳島県女性支援センター

施設の概要

- 設置主体は徳島県。公設公営の女性関連施設。1952年婦人保護施設として開館。「ＤＶ防止法」成立により、2002年からＤＶ相談支援センターの機能も担う。
- スタッフは所長以下、常勤7名（内3名は兼務）、非常勤（内女性支援相談員6名）13名（内3名は嘱託医）の合計20名。
- 非常勤職員は1年ごとの更新で限度あり。女性支援相談員は、ソーシャルワーカー、フェミニストカウンセラー、教育学関係の者。

相談事業の概要（2003年度）

- 業務として、相談、調査・判定および指導、一時保護（定員8名）、ＤＶ相談支援センターとしての業務、広報啓発、団体支援がある。
- 2002年度相談受付件数は、来所220件（内ＤＶ138件）、電話相談1,493件（内ＤＶ338件）、巡回相談21件（内ＤＶ0件）。
- 一時保護は51件（内ＤＶ41件）同伴児36人同伴者1名。平均滞在日数は20日。処理状況は、帰宅17件、帰郷9件、自立（就職、夫等と別転居）8件、関係機関・施設への移送8件、その他6件、婦人保護施設3件。
- 裁判所から保護命令における書面提出を求められた件数8件。
- 普及啓発には、講演会1回、講師派遣18回、高校生インターンシップや司法修習生の受け入れを行っている。
- 連携および支援のためにブロック別事例研究会3回を実施している。事例を通じてＤＶ被害について知ってもらうとともに、顔の見える関係になることで、連携がより深まるようである。

相談の内容や特徴

- 主訴別相談状況は、夫との関係、子どもとの関係、親族との関係、その他人間関係、居住問題、医療関係、経済、医療、不純異性交遊に分類している。相談で一番多いのは(2003年度)、夫等のカテゴリーであり、夫の暴力が23.5％、次いで人間関係その他で17.6％、離婚で14.1％、精神的問題で10.3％となっている。
- 県主催のＤＶ関係機関連絡会議（警察・裁判所・福祉事務所・保育所・子育て支援等関係課）に出席し、情報・意見交換を行っている。
- 前日の来所、電話相談、入所者の状況について、出勤職員全員で朝ミーティングを行い、支援方針等を全員が把握し、援助にあたるようにしている。
- 相談員とは月1度、意見交換や研修会を行い、資質向上やより良い相談体制つくりに努めている。
- 困難な相談事例については、適時相談員や職員と意見交換を行い、相談員が抱え込んで悩むことのないようにしている。
- 建物には児童相談所と女性支援センターが入っており、明確な看板を国道に出している（インタビュアー注：多くの施設は場所等伏せてあり、当該施設が看板を出せているのには理由があるが、それはここに表記できない）。

問題点

- 児相が1階にあるのは便利だが、ここはオープン施設なので、来所相談者の秘密保持に困難な面がある。
- 精神的に相当混乱している相談者もいるが、常勤の専門家（たとえば精神科医等）がおらず、支援が難しい。また退所後のフォローが充分できない。
- 子どものケアの必要性も痛感しているが、設備面・人手がともに不充分であり、もどかしさを感じる。

福岡県女性相談所

施設の概要

- 福岡県による公設公営の女性関連施設。婦人相談所として1952年開設。2002年からＤＶ相談支援センターとしての業務を担う。
- 所管は福岡県保健福祉部児童家庭課。
- スタッフは所長以下、次長1名、相談指導員3名、心理判定員1名、庶務担当1名、調査員1名。寮監（非常勤）3名、精神科医（嘱託）1名、電話相談員（非常勤）6名。
- 業務内容は、啓発活動、相談、調査、判定、一時保護、婦人保護施設への収容保護および廃止の決定、一時保護委託となっている。
- 相談指導員の資格や条件はない。行政職が一般の人事異動で配置。

相談事業の概要

- 相談には来所と電話がある。2002年度の実績として来所は408件、電話は1,368件。
- 来所相談の経路は、福祉事務所90.2%（婦人相談員等の同伴）、警察5.6%、本人自身1.5%、その他である。
- 来所と電話は平日の9：00～17：15まで。夜間・休日の電話相談は夜間（月～金）17：15～24：00、土日・祝祭日9：00～24：00。
- 心理判定員は入所者のこころのケアに努めている。
- 一時保護の2002年の実績は、要保護女子（一時保護162名、同伴児77名、委託46名、同伴児76名）。
- 原則として滞在は2週間。

相談の内容や特色

- 来所の主訴は本人の問題（生活困窮、借金・サラ金、求職、病気、精神衛生、未婚の母、不純異性交遊、男女問題、帰住先なし、その他）と家庭の問題（夫の暴力、その他夫の問題、離婚問題、子どもの養育不能、子どもの問題、家庭不和、その他）とその他（売春強要、住居問題、ヒモ暴力団関係、その他）に分類。
- 主訴分類の割合は、夫の暴力62.7%、帰住先なし17.4%、借金・サラ金5.4%、家庭不和4.4%、未婚の母2.0%、その他である。
- 来所相談者の処遇状況は、助言・指導のみ48.9%、婦人保護施設へ13.9%、その他の関係機関・施設へ入所8.6%、家庭復帰6.1%、その他14.7%等。
- 一時保護入所者主訴分類は、基本的に来所相談分類と変わらない。人間関係（夫の暴力を含む）76.7%、帰住先なし13.9%、経済関係4.7%、医療関係3.3%、売春強要0.9%、ヒモ暴力団関係0.5%。
- 相談の変化として、問題が多岐にわたっているために、ここだけで解決できない場合が多い。
- 相談できる場所がある、という認識は広まった。
- 関係諸施設とネットワーキングをしているが、各施設でできることの限界がある。

問題点

- 自立支援策が不足。生活保護費以外の自立支援金のようなものがあればいい。
- 婦人保護施設でも就業訓練を受ける機会があればいいと思う。

沖縄県女性相談所・配偶者暴力相談支援センター

施設の概要
- 沖縄県による公設公営の女性関連施設。女性相談所としての設置1972年、本土復帰の年、「DV防止法」による追加機能は2002年から。
- 所が行う事業は婦人保護事業対象者の各般の問題の相談、対象者の一時保護、対象者に必要な措置、庶務である。
- 所長以下、相談指導員4名（主としてソーシャルワーカー）、生活指導員1名、その他5名で常勤は10名。嘱託心理療法士1名、嘱託婦人相談員9名、嘱託生活指導専門員3名、その他を含めて合計26名体制。

相談事業の概要
- 業務は、相談（来所、電話）、調査・判定（処遇にあたり内在している心理的、身体的問題を援助解決するため）、一時保護、指導・入所措置、啓発活動、関係機関との連携。
- 2002年度は、来所相談637件（内DV319件）、電話相談1,067件（内DV290件）、巡回・出張相談34件（内DV8件）。
- 相談時間は平日8：30～17：00、土曜、日曜、祝日10：00～17：00。年始年末は休み。面接は予約制ではない。
- 相談の経路は、援助を必要とする女性と同伴児童→当該施設（一時保護）→婦人保護施設→退所。この間に、警察、病院、福祉事務所、保健所、地方裁判所、児童相談所、職業安定所、弁護士等さまざまな人や機関が関わり持つ。
- 一時保護後の処遇の状況は、実家や知人宅が一番多く、ついで帰宅とアパートを借りての自立がほぼ同程度、婦人保護施設への措置の順となっている。
- 沖縄県は女性相談所の職員はDV相談支援センターの職員を兼務している。支援センターだけの職員はいない。職員は管理部門の職員と相談部門の職員がおり、相談部門には電話、来所相談を担当する嘱託の婦人相談員とケースワークを担当する常勤の県職員である相談指導員がいる。統計業務は管理部門の職員が対応している。

相談の内容や特色
- 暴力の問題には以前から対応しており、DV法の成立は被害者の支援に対して根拠法ができたというだけで、対応に変化はない。相談件数、一時保護件数が大幅に増加している。
- 来所相談の経路は本人が最多で、次が警察関係、他の婦人相談員からである。
- 来所相談の主訴は「人間関係」（夫等－DVが含まれる、子ども、親族、その他の暴力）、「帰住先なし」「住宅問題」「経済関係」（生活困窮、サラ金等）「医療関係」（病気、精神的問題、妊娠・出産等）、不純異性交遊、売春強要等。分類は厚労省のものに基づいている。
- このうち夫の暴力44％、その他の相談22％、離婚問題16％、生活苦・帰住先なし9％、夫に関するその他の問題3％。
- 心理面接相談は入所者30名（内DV20名）、来所者15名（内DV1名）。こころの相談（精神科医）はそれぞれ12名と4名、法律相談（弁護士）はそれぞれ7名、20名。
- 一時保護施設は同伴児童を含め定員20名。2002年度は、入所者168名、同伴児158名。部屋は満室の状態が多い。
- 暴力と貧困がセットになっているケースが多い。生活の維持ができないのに妻が外で働くことを認めず、サラ金に追われたり、差し押さえの結果、飛び込んでくるというケースもある。
- 直接ケースに対応する職員で毎週ケース検討会を行い、一時保護利用者や処遇が困難なケースについて処遇を検討する他、必要なケースはケースごとに関係機関が集まってケース検討会を開いて処遇を検討している。

問題点
- 社会資源が少なく、当事者は人的資源をもたない。
- 精神科の疾患等で集団生活が困難な方や生活の自立ができない方の保護に大きな課題がある。

(3) 民間開業

フェミニストセラピィ "なかま"

組織の概要

- 日本初の民間開業のフェミニストカウンセリング・ルームとして1980年に創設。
- 東京の中野（1980～1985）から、現在の四谷に移転し、1985年に有限会社となる。
- 正スタッフ11名＋サブスタッフ4名が所属。
- 個人カウンセリング、グループカウンセリングのほか、カウンセラー養成等の講座の企画、運営を行う。また全国の自治体に相談員を委託派遣、各種講演・講座への講師派遣を実施。

事業の概要

- 相談事業：面接相談を週6日（月～土10：00～21：00）に実施。カウンセリングルームは2部屋。常時稼働。カウンセリング料は1回50分で6,300円。1件当たりの相談回数は相談内容によって柔軟に対応。
- 講座事業：種々の講座を実施。80年代以降、「ＡＴ（自己主張トレーニング）」「ＣＲ（意識覚醒）」「カウンセラー養成講座」などを日本初で立ち上げ、フェミニストカウンセリングの可視化に寄与。
- 相談員の派遣：1986年より、全国の女性センターにスタッフを相談員として派遣（2003年度派遣件数33自治体）。
- 講師の派遣：自治体や女性のメンタルヘルスに関する活動を行っている団体等が主催・運営する講演・講座へ講師として派遣。

組織としての特徴

- 創業以来、合議制によって運営されている。（スタッフによる月例会議を開催）
- カウンセラーの個人スーパーヴィジョンを徹底し、新人カウンセラーへの教育訓練も継続して行っている。

"なかま"のカウンセリングの特徴：
- 女性の意識が変わり、働く女性の増加にともない、相談内容が多様化した。
- クライエントのニードとペースに合わせて支援ができる。
- 全国各地からの相談に応じている。
- 子育て、虐待、精神医療などの問題別に分断せず、クライエントの「（女性の）生き方」として総合的に取り組んでいる。

展開している事業の特徴

- 開業フェミニストカウンセリング・ルームとしての実績や体験の蓄積を活用し、次世代のフェミニストカウンセラーの育成や、女性のメンタルヘルス支援資源の充実に貢献してきている。
- 講演、講座、マスメディアを通じて、女性の心理や社会の仕組みを解析し、社会に対して代弁し続けてきている。

原宿カウンセリングセンター

施設の概要

- 信田さよ子氏を代表とする民間開業のカウンセリングセンター。1995年、開設。
- 臨床心理士の女性カウンセラー13名、事務スタッフ2名の計15名。
- 医療機関ではないため医学的な診断や投薬は行わない。アディクションアプローチを基本として、解決志向アプローチや心理劇、EMDRなどの特色ある技法を活かした援助を行う。保健所・精神保健福祉センターなどの公的機関、クリニック・病院などの医療機関、および自助グループとの幅広いネットワークを持つ。
- 電話受付時間：月曜から日曜10：00～12：00、13：00～18：00（祝祭日休業）完全予約制。

カウンセリング事業の概要

- 個人カウンセリング（30分・50分）は料金6,300円・12,600円、初回は60分で10,500円。2004年度、上半期新来ケースは372名。(内訳は本人228名、家族143名、不明1名。性別は女性281名、男性91名。) 紹介・経由はマスコミ（本・新聞）が28％、医療機関が16％、家族が16％、知人・友人が11％、他。信田氏の著書を読んでの来所が多いが、最近では医療機関からの紹介が増えている。有料であるが、全国から来談者が訪れる。
- グループカウンセリング（90分～120分）（料金3,150円）
摂食障害本人グループ・家族グループ、共依存グループ、アダルトチルドレン（＝ＡＣ）グループ、ＤＶ被害者のグループ、メンズグループ、他。
- 心理劇（サイコドラマ）（150分）（料金5,250円）…オープン（月1回）とクローズド（全4回）あり。
- EMDR（PTSDの専門治療）（90分）（料金18,900円）
- 教育プログラム：毎週水曜（10：00～11：30）には、信田氏による講義形式の教育プログラム（家族内暴力・嗜癖と家族関係・共依存、etc.）を実施。

主訴分類

- 新来時クライエント自らが相談表を記入し、該当する内容をチェックする(複数可)。相談表をもとにインテーカーがコード化してまとめ、半期に一回データーを集計してグラフを作成。ＤＶを加害者・被害者にわけ、嗜癖を（摂食障害、摂食障害と薬物、アルコールと薬物、アルコール、その他の嗜癖と）細分化している。2004年度、上半期の新来ケース主訴の内訳は、家族関係30％、摂食障害14％、ＡＣ9％、他。

スタッフの教育・研修

- 新スタッフ（カウンセラー）はカウンセリングに陪席して他のカウンセラーのやり方を学び、また信田氏のグループにコ・ファシリテーターとして加わり記録を取りながら2年間学ぶ。
- 週に1回のカンファレンスでは、カウンセラー、事務スタッフでケースについて情報・意見交換。家族でカウンセリング、グループを受ける人が多いので、家族ダイナミックスをつかむことに役立ち、ケースをどう捉えるかのトレーニングにもなっている。

女性相談・大学との連携

- 弁護士の紹介で性犯罪者（痴漢など）やＤＶの夫が来所することもある。加害者であってもひとりのクライエントとして引き受ける。フェミニストカウンセリングや女性相談とは違うスタンスを生かした（ＤＶ夫をカウンセリングするなど）連携は可能。
- 大学院生の研修を引き受けることも多く、修士論文や博士論文の研究としてサンプルの解析をするなど調査・統計的な技術の提供はほしい。

フェミニストカウンセリングなごや

施設の概要

- 民間開業カウンセリングルームとして1993年に設立。きっかけは、河野貴代美さんのフェミニストカウンセリング講座を受けた数人が「フェミニズムの視点から女性を支援できる場を名古屋に！」と集まり研修を重ね、有料の民間開業カウンセリングとしてスタートした。また社会で差別され、生きにくさを感じている女性にたいしての精神的支援やアドボケイト活動に関する事業を行い、人権が守られ、可能性が発揮できるような社会を作ることと、その目標をより明確にしながら現在活動を行っている。
- スタッフは11名。現在5カ所の市町村の相談委嘱を受けており、それ以外にも公的女性相談に関わっている者を加えると8カ所、のべ10名が女性相談に従事している。行政との協働を視野に入れ活動を行っており、ＮＰＯ法人認可も受け、その活動の場は広がりを見せている。

相談事業の概要

- 個人面接（予約）で電話相談は行っていない。面接料は50分5,000円。これ以外に各種の講座（フェミニストカウンセラー養成講座等）、ＤＶ防止シアター、ＡＴトレーニング（自己表現トレーニング）、ＣＲグループ（意識覚醒グループ）、自助グループ作りの援助、ボランティア電話相談員養成、相談員および講師派遣などの事業を行っている。多様な活動のある反面、ルームでの面接相談件数は当初に比べて減少傾向にある。面接は夜間可。
- 予約受付時間は月曜〜金曜10：00〜17：00。
- スタッフは日本フェミニストカウンセリング学会認定有資格者をはじめ、社会福祉、同学会の研修を受けた者等であり、フェミニズムの視点を持つ者が関わっている。臨床心理士有資格者も数名いる。

相談の概要と内容

- ルームでの面接件数が減少している。相談内容としては、開設当初多く見られた生き方探し、アイデンティティの問題は減少し、ＤＶ、セクハラ等具体的に困難を抱える問題が多くなっている。
- 委託を受けて実施している市町村の相談については、ＤＶ相談が増加傾向にあることは明らかである。
- 相談者の変化としては、気持ちを聞いてほしい、受けとめてほしいという訴えは当然あるが、同時により具体的な情報提供を求める傾向がみられるようになったと思われる。
- 表面上の問題の傾向に変化は見られるものの、その背景にある女性差別、蔑視の問題は変わっていないと実感している。
- フェミニストカウンセラー養成講座主催（2002年11月〜2004年7月）、女性への暴力ホットライン（電話相談）月1回、県ＤＶ・ストーカーに関するネットワーク会議出席、市町村からの講演依頼30件、民間4団体によるＤＶネットワーク例会への出席など。

問題点

- 組織をどうしていくかという根本的な問題を考えなければならないが、時間がない。委嘱されている相談業務のほうに時間もエネルギーもとられてしまっている現状をどうしていくか。そのことによってルームが空洞化している問題が大きい。
- 新しいスタッフの研修プログラム・スーパーヴィジョン等の問題。
- さまざまな機関とのネットワークの構築と今あるネットワークの充実。
- 社会的責任、活動と事務所運営をどのように両立させていくかという問題。
- 現状維持と新しい問題、ニーズへの取り組みに対する時間的、人員的問題。

ウィメンズカウンセリング名古屋 YWCA

施設の概要

- YWCAの活動は原則として独立採算制。利益を目的としない会員の活動として1992年のグループトレニング（AT）から始まった。女性の視点を持った活動がそれまでYWCAにはあまりなかった。グループやファシリテーター養成講座を受けた受講生が次々とさまざまなグループを始めた。参加者のなかには、グループでは解決が難しいケースが増え、カウンセリングの必要性を感じるようになった。それが1999年の開設につながった。
- スタッフは現在11名。他のYWCAの活動と部屋を調整しながらなので常に対応できる状態ではなかったが、現在はほぼ独占して使用可能な部屋が2つある。
- 面接料は50分5,000円。そのうちカウンセラーが3,000円受け取るが、ルームを担当するYWCAの職員の人件費や部屋にかかるランニングコストは拠出できていない。予約などは電話当番の担当者が行う。

相談事業の概要

- 個人面接（予約）で電話相談はない。これ以外に各種の講座（フェミニストカウンセラー養成講座）、グループワーク（AT、SET、CR）を主催。相談員および講師派遣などの事業を展開。外部に向けたさまざまな講演会を開催。2002年度は「イキのいい女と男に未来」と題した3周年記念講演会を開催。
- 本来のルームでの相談件数が落ちている。ただし今年は過去最高のケース数となる予定。面接は21：00まで可。
- 予約受付時間は月曜・金曜10：00～17：00、水曜10：00～20：00。面接時間は月曜～金曜10：00～20：00、土曜10：00～17：00。
- カウンセラーは、フェミニズムの視点を持った、なんらかの相談機関での体験かフェミニストカウンセラー養成講座や日本フェミニストカウンセリング学会での研修を受けている。当該学会の認定資格を持つカウンセラー2名。
- YWCA自体の活動として、託児（1人1回800円）がありそれを利用できる。

相談の概要と内容

- 主訴として、人間関係（夫婦、恋人、母娘、親子、職場等）、結婚、離婚、子育て、自立、仕事、自己実現、生き方、セクハラ、DV、虐待、家庭内暴力、摂食障害、不妊、からだ、セクシュアリティ、更年期等がある。
- 2003年の実績は、面接550件（内DV約6割）、グループトレーニング（SET、AT、CR等20グループ）、「女性の立場から考えるカウンセリングとソーシャルワーク」講演会。

相談内容や相談者のスタンスの変化

- 現在は一時期よりDVの相談が減った。行政で無料の相談が浸透したためではないか。40代、50代の相談者が減り、20代、30代の人間関係や仕事に対して悩む内容が増えた。また、DV家庭で育ったなど、背後にDVの問題が見えるケースが増えた。
- 世代の違いを感じる。「女らしさからの解放」とかフェミニズムの視点だけではやっていけない部分もある。若い世代は自立を求められて生きてきた苦しさがあるようだ。競争社会のトラウマなどへの対応が必要なのではないか。若い人たちが自尊感情を失っているが、これはジェンダーレベルだけが原因ではないようだし、フェミニズムの視点の言葉が届きにくい。どうやって伝えていくか。

問題点

- YWCAからいかに事業として経済的に自立ができるかが課題。組織をどうしていくのかという根本的な問題を考えなければならない。
- 新しいスタッフの教育訓練とスーパーヴィジョンの問題。

ウィメンズカウンセリング京都

施設の概要

- 1995年9月に開設された女性による女性のための民間カウンセリングルーム。
- スタッフは開設当初からほとんど変わらず、現在15名。
- 京都府下を始めとして近畿圏の女性センター、行政、大学などに、幅広くスタッフを相談員として派遣している。
- フェミニストカウンセリング講座・自己尊重トレーニング・自己主張トレーニングなどを定期的に行っている。その他不定期にさまざまな講座をウィメンズカウンセリング京都にて行っている。
- 女性センター、公民館などでの女性のための講座・セミナー・講演などの企画や講師の派遣も行っている。

相談事業の概要

- 月曜～土曜の10：00～20：00。
- 個人カウンセリング。1回50分、5,250円。予約制。
- フェミニストカウンセラーによるカウンセリング。
- 月平均相談件数 150件

相談事業の特色

- 開設当初から一般市民対象に公開講座を隔月でやるなどの宣伝をしてきたことにより、相談者側にウィメンズカウンセリング京都は女性の視点から相談に乗ってくれる場であるという認識が広まっている。
- 女性センターの相談室などに委託でカウンセラーを派遣しているが、最近は、大学のセクハラ相談室相談員の需要が増えてきている。
- 行政や弁護士、医療機関などから、性暴力やＤＶなどの被害者の相談に関わる専門機関として紹介を受けることも多い。
- ウィメンズカウンセリング京都に相談に来る女性は、伝統的なカウンセリングとは異なったフェミニストカウンセリングを求めてくる人が多い。

フェミニストカウンセリング 堺

組織の概要
- 1995年4月、駅から徒歩で5分、大通りに面した商業ビルの2Fを借りて開業。床面積約75㎡　面接室8㎡と7㎡の2室　講座室17㎡
- 組織の形態は「有限会社」で、全員が出資者であり従業員。
- 開業時間：受付は月～土の10：00～17：00、営業は月～土の10：00～20：00　日・祭は休。
- スタッフ：11名（フェミニストカウンセラー、インテークスタッフ、鍼灸指圧師）＋拡大スタッフ5名
- ＮＰＯ法人：フェミニストカウンセラー養成講座の受講生を中心に設立。日本ＦＣ学会の登録団体となり活動中。女性のパワーアップトレーニングなどの開発に取り組む。他に自己主張／セクハラ防止トレーニングなどＮＰＯ法人独自の活動を今後展開する予定。(fax 072-224-0670)

相談事業の概要
- 相談は面接相談のみ実施（面接相談のクライエントからの電話相談応じることはある）。
- 面接相談の他に、講座開催（フェミニストカウンセリング講座、カウンセラー養成講座、ＡＴ、ＳＥＴ）、講師派遣、カウンセラー派遣などがあり、「指圧室」も営業している。
- インテークは選任のものが行い、カウンセラーは曜日や担当時間を決め予約制で面接を行う。
- 面接相談件数は月100件前後、他に、ＣＲグループの主催や自主グループ活動の後援など。

相談の傾向・特色
- 電話帳、インターネットなどで調べたり、大通りに面した看板などを見て来所するクライエントが増えている。とくに若い世代の割合が高い。「女性の問題」というとらえ方での来所も多い。
- ドクターからの紹介の場合など、長年の問題が「身体化」したかたちでの問題が目立つ。
- スタッフの中に「性暴力を許さない女の会」のメンバーがいることなどもあり、セクハラや性暴力に関わる意見書などの「アドヴォカシー」活動や弁護士などの法的な援助を求める場合も増加。

相談者・相談内容の変化
- 親子関係、母娘問題、ＤＶ、など家族関係や家庭内の問題が多いが、セクハラや性暴力の被害者の相談もあり、最近では虐待サバイバーやＡＣなどの訴えなども増加中。
- ＣＲグループや母娘関係に悩んで来所した人たちが自主グループを作って活動したり、その活動を小冊子にまとめたりなど、面接・カウンセリングから育った人たちの拠点にもなっている。
- 開設以来10年を経過して、近隣の医療機関（神経科・診療内科など）との関係ができてきており、スタッフに心療内科医がいるため、入院が必要になる場合に連携がとったりしやすい。堺市の行政とは協力の実績があり、一定の信頼関係はできている。
- 地方自治体の女性センターや教育機関のカウンセリングルームなどへの相談員派遣が増加し（現在19ヵ所に延べ23人を派遣）、常にスタッフが不足で、養成の必要にせまられている。

活動の存在意義と現在の問題
- 存在意義としては、フェミニズムの視点でのカウンセリングや心理教育を、必要な人に提供し、また、有料ではあるが、頻繁にカウンセリングを受けることを求める人のニーズにも応えている。
- 現在の問題は、リクルートあるいは新しい相談スタッフの養成。需要は増えつづけているのにスタッフが足りない状態だが、時間や人手の面で思うようにカウンセラーの養成ができない。
- 経営上の問題としては、現在のスタッフの人数と業務では、事務所の維持とインテーク担当者の給与を払うのにギリギリの状態。

アカデミズムとの連携に関して期待すること
- 心理学を学ぶ若い女性たちがフェミニストカウンセリングに関心を持てるよう、大学内にフェミニストカウンセリングの講座開設し、そこで訓練を受けた人が開業ルームに参入してほしい。
- 現在にいたるまでのフェミニストカウンセリングの動向や役割、成果などを心理学や社会学の立場から調査・研究し、今後の方向性やヴィジョンを提言してほしい。

ウィメンズカウンセリング徳島

施設の概要

- 民間のカウンセリング・ルームとして1997年に開業。10名で始まったが、今は8名。実質的に活動しているスタッフは4名で、ルームには2人。2人は市や県の相談機関に関わっている。組織化はしておらず、個人事業。
- 電話相談はしないが、時間に余裕があれば少しは聞いてあげて面接につなげるようにしている。面接料は5,000円。カウンセラーの取り分は3,000円。セクハラ相談窓口の委託、講師派遣等もしている。
- 開業の契機はフェミニストカウンセリング講座が開かれ、この町にルームを立ち上げたいという受講生の気持ちが設立につながった。代表が書店を経営しており、それまでも徳島の多様なグループと講演会やワークショップをやっており、書店と同じ建物内にルームを設置。
- 初めはスーパーヴィジョンを受けていたが、日本フェミニストカウンセリング研究連絡会（現・学会）の研修訓練が充実しており、それを受けてきた。

相談事業の概要

- 電話を取るインテークは週5日、11：00～19：00
- 2004年の前半期、週2日10：00～20.00の面接日で16名の来室。そのうち半分が継続。ケース数は減っている。相談者は、託児つきで無料というほうにながれる。同じ相談員（民間と行政で）なら、行政のほうに行く。
- 相談の主訴分類はしていない。統計を出して何かに使いたいということがなかったので出来ていない。時間的余裕がないのが実情。
- ＮＰＯ法人日本フェミニストカウンセリング学会の四国支部の連絡事務所でもある。

相談の内容と特徴

- 「36歳問題」と呼んでいる現象があって、頑張ってきた女性がまだ差別的状況のなかで、この時期仕事や結婚の節目につき当たり心身症的問題を起こしている。若い女性はうつ状態でひきこもり。リブを知っている高学歴の母が自分のフラストレーションを隠して娘を支配する。逃げ出した娘はＤＶの男性と関わってしまう。
- ＤＶの相談は増えているが、緊急なケースは少ない。問題解決後改めて自分に向き合いたいという場合やフラッシュバックがおきているケースもある。
- 地域での情報提供やネットワークができるので、他機関につなぐことも多い。
- 地方都市における存在意義は大きいと思う。名前も浸透したし、いい仕事をしてきたという自負はある。

問題点

- スタッフの経済的自立が困難であること。嘱託や講演の仕事も入るが、誰にでも、というわけにもいかない。面接も訓練と経験が必要なので、外で学んだ人に戻ってきてもらいたいと思っている。
- 精神保健分野の相談では、人権派の心療内科の医師と連携している。投薬とか。
- 始まった当初の一体感が薄れてきた。できる人ができるようにしてきたが、システム化をしなければと思っている。
- 臨床心理士とのぶつかり合いをどうするか。県内某市の女性相談に地元大学が臨床心理の学生を派遣した。まるで実習の場として使う感じ。
- 裁判のための意見書を書くこと。また公設相談機関の委託を受けるために書かなければいけない書類等の手続きや委託料の折り合いが面倒で大変。

北九州シェルター

施設の概要
- 民間民営の特定非営利法人北九州シェルター。1999年開設。
- 立ち上げは4人で、市民活動の中からシェルターの必要性を感じ、たまたまメンバーの関連する家が空いていて、有効利用ということで設置にふみきった。
- 弁護士、婦人相談員、「いのちの電話」に関わった人たちで、現在も4人による運営委員会を持っている。相談の携帯電話は担当1名が常時持っている。
- 資金は北九州市が家賃と光熱費を援助、最高50万円の補助（ただし、各経費の2/1が限度）。寄付金、一口2000円。利用者から1泊1500円を徴収。支払いは退所後になったり、身内に借りたりで容易ではない。
- シェルターは2軒。1軒が2組で母子と単身者用にできるだけ分けている。満員でないときもある。住所が漏れないように気をつけている。シェルターの電話しかわからないから、加害者に接触されたことはない。
- 受付は緊急時を除いて月～金の9：00～12：00。事務所がないために連絡用として担当が携帯電話を持っているが、受付時間帯を意識してかけてくることはあまりないようだ。

相談事業の概要
- 県の女性相談所の委託事業になっている。
- 電話がかかればまず担当が事情を聞き、シェルター入所となるが、対応できないこともある。そのような場合は警察に駆け込むように指示するが、結果は不明な場合も多い。
- シェルターでの滞在は原則3カ月。この間に身の振り方を決める。
- 法律相談はメンバーの1人が弁護士なのでそちらにまわす。投薬とか専門的なカウンセリングが必要ならそのようなところに繋ぐ。
- 弁護活動でシェルター入所中は、1回は無料相談だが、退所後相談が引き続きとなる場合や事件を受けるときは有料。
- 2003年度の利用者は、世帯数15、成人・子どもの合計数29。
- 電話の受付件数は81。

相談の内容や特色
- 滞在3カ月後に退所後の身の振り方を決めるが、行き先はなかなか決まらない。離婚をするとしても時間がかかるし、60歳以上の単身者は行き先がない。
- 受付経路は、本人、福祉事務所、市の女性センター、他のシェルター、病院、身内、委託。退所後は、市住、借家、母子寮、老人福祉施設、身内、知人、帰宅等。
- 電話ではイメージ的にどうしても大げさになってしまうので、安易にシェルターにいらっしゃい、と言うわけにはいかない。最低必要な情報は冷静に聞かなければならないが、これに相当な労力が必要。
- 電話をかけてくる人は、入りたいから入れてくれたらいいじゃないかと言う気持ちがあるのはわかるが、精神疾患を持っている場合等、対応ができない場合もありうる。
- 相談員はＤＶ関連機関連絡会議（北九州市、警察、福祉事務所等の関連機関）に出席。
- 相談の変化としては、被害者の持ち込む問題が多重債務とか複雑になっている。でも声をあげてもいい、という認識は広まった。

問題点
- 泣き声で公衆電話や携帯等からかけてきて、途中で切れる。こちらがかけなおそうとしても非通知設定だったりして心配だが、どうしようもない。翌日の新聞を丹念に見て何かなかったか点検する。
- 1名が携帯電話を持っているので、心身ともに疲労することがある。夜中は自分の身が持たないので電話を取らないようにしている。
- 次世代を育てたいが人材がなく、またスタッフやサポーターの訓練が不充分。

(4) NPO法人

NPO法人リカバリー

施設の概要

- 特定非営利活動法人。2002年開所、2004年ＮＰＯ法人認可
- 法人が「それいゆ共同作業所」と「リカバリーハウスそれいゆ」を運営
- スタートの契機は、精神科ソーシャルワーカーであった現代表理事が精神病院に勤めながら、女性が病気の管理だけでなくジェンダーのからむ生活問題を支援するところがまったくないことに気づき、そのような支援をするために立ち上げた。
- 事業活動として、①依存症をはじめとする女性の精神障害者等に対するリハビリテーション施設の運営設置・運営、②（①に同じ）に対する心理相談・生活支援事業、③（①に同じ）に対する研究・研修事業、④PTSD・依存症に関する教育および啓発事業、⑤その他目的を達成するために必要な事業。
- スタッフ（常勤2名、非常勤1名、ボランティア5名）。常勤、非常勤とも有給。常勤の2名は精神保健福祉士と社会福祉士である。
- 女性のみが対象。

相談事業の概要

- 共同作業所は札幌市の補助金。通所費用は全部を含んで1カ月3000円。家族カウンセリングは、作業所利用の如何と私費、50分3000円。グループホームは、2分の1が国、2分の1が市。経済的にはＮＰＯ法人の事業収入、賛助会員収入、寄付収入でやりくりをしている。
- グループホームの入所者はほとんどの日中出かけているので、スタッフが駐留するのは17：00から翌朝の9：00まで。
- 精神保健センター、児童相談所、医療機関、母子福祉相談員とは、ケースについて必要な時に意見交換をするが、とくに定期的な会合は持っていない。
- それいゆニューズレターを年1回発行

相談事業の内容

- グループホームの入居者は当初アディクションが8割で抑うつ状態が2割だったが、現在はアディクション5割、あとの5割は抑うつ状態とか統合失調症者が微増。暴力体験を持つ人は多い。入所可能人数は5名。現在アディクションとPTSDの女性がいるが、全員病院にかかり投薬を受けている。
- 共同作業に関する情報とか利用者登録をしている人の緊急電話などは受けるが、電話相談はやっていない。
- 相談対応は理事に精神科医やソーシャルワーカーがいるので相談する。内容分類等についてはスタッフがする。共同作業所には医者の診断書を持ってくるが、病名等本人が納得しているものである。
- グループホームといえば、圧倒的に統合失調症者が多い。ここで補助を受けている市にあえて病名分類を提出することは意味があることだと思う。処遇において病名は気をつけているが、重大な情報だとは考えていない。

問題点

- 経済的基盤の弱さ。補助金では維持するのが精一杯で事業展開までいけない。社会復帰のためにトレーニングの場が必要なので、共同作業所にカフェを開きたいと思っている。
- 経済的基盤を安定させるために、ワークショップなどの集客事業をして資金を作っている。

NPO法人女のスペース・おん

施設の概要
- 特定非営利活動法人として2001年認可。「女のスペース・おん」としては1993年開所。
- 事業活動は、相談・サポート事業、ネットワーク活動、調査研究・政策提言活動の3本柱。「北海道ウィメンズ・ユニオン」と駆け込みシェルター「ゆいまーる」が活動の両輪。
- 相談活動は3人でやっているが、なかに当事者1人が含まれている。対象者は道内の当事者他女性、外国籍女性、子ども、障害者、高齢者がいるが、「当事者性」で繋がっている。

諸事業の概要
- 「ウィメンズ・ユニオン」では、別の相談員が主として労働現場での人権侵害、セクハラなどの相談を行ない、シェルターはDV被害者のための自立支援。子どものサポートチームもあり、「DVと子どもへの影響」という調査研究を2002年に行った。
- 「暴力のない世界をめざして—10年の歩み」という冊子をつくった。
- 出版事業としてDV啓発ビデオとブックレットVAWシリーズを製作。

相談の概要
- 相談は予約で基本的に面接（2時間ぐらい）だが、遠距離の人のためには電話相談もある。初回は4000円だが、相談が長期に及ぶと会員になってもらう。10:00～17:00まで。
- シェルター2002年度、被害者14名、同伴者19名。保護日数は最長で66日、最短は1日。国による自立支援が不十分な中、2週間の緊急保護期間は短すぎる。「ウィメンズ・ユニオン」での活動は、セクハラ事件、いじめ退職強要事件、不当解雇事件など11事案を取り扱い、7事案を解決。解決の方法は団体交渉、地方労働委員会の調査・斡旋や裁判。
- 女性の変化は明らかにあって、ここのところとくに女性をとりまく状況が悪化。深刻になっている。世の中が暴力的になってきているのと、女性の問題が重層化している。子ども、債務、麻薬、アルコールなどが繋がって問題として顕在化している。私たちが経験を積んで問題がよく見えるようになったという側面もある。
- DVは切り口にすぎず、女性の抱えている問題がそっくり持ち込まれる。とくにセクハラでズタズタになったケースもあり、後遺症の深刻さは計り知れない。一方で、法律ができたから、ここにくれば何とかしてもらえる、と思い込んでおり、自分の覚悟は二の次、三の次で、さあ、どうしてくれる、という感じの若い当事者も増加。女性が抱える構造的な問題を共有してともに戦っていくというのが運動の原則。

問題点
- 経済的基盤の弱さ。「女のスペース・おん」の年間予算1200万円で駆け込みシェルターが800万円。これでは維持だけで精一杯。
- 支援者やボランティアの養成が急務だが、フェミニストとしてのしなやかさや強さが必要。スタッフを育て上げるのは並大抵ではない。とても汚れ仕事だから。自分の回復にかさねて援助したいという人は多いが、生半可な気持ちで援助者になっても、現場にふるい落とされていく。

港区コミュニティカフェ

施設の概要

- 安田生命社会事業団ヒューマンサービスセンターの相談事業が前身。1998年の閉鎖に伴い、相談員が労働組合を結成して対抗。労働委員会の斡旋調停を経て和解金で解決という経緯をたどった。1999年、相談員中心となり相談事業を行うNPO法人として、ヒューマンサービスセンターを設立（事務局代表・深沢純子）。
- 代表が港区の男女平等推進会議委員に就任したことをきっかけに2003年、相談事業を港区から受託。港区所有の2階建て100㎡の施設を活用。1階部分をカフェ・交流スペース、2階部分を個別相談室として使用。
- 運営は、団体・個人の賛助会員からの年会費、寄付、代表の講師謝金、東京都地域福祉財団からの助成金等による。港区からは委託料は出ていないが、家賃は無料。
- カフェでは男女平等や女性美術に関する情報提供、交流、ワークショップ等を実施。キッチンを使っての調理や会食も可能。

相談事業の概要

- 「相談事業」は月～土曜日10：00～20：00。1回2時間程度の、予約制による面接相談が中心。来所が困難な場合には電話相談も可。いずれも無料。無料の理由は、金銭を介さない対等性が大切であること、経済力に関係なく精神的なことを相談できることが必要であると考えるため。
- 相談員は専任相談員（代表）1人のほか、非常勤相談員4人。専門はあえていえば、フェミニズムとアート。しかし、フェミニスト・カウンセリングとは一線を画す。フェミニスト・カウンセリングの専門性を強調すれば、語義としても相談者と相談員との対等性と矛盾するのではないかと考えている。
- 港区男女平等参画センター（リーブラ）の相談事業との連携はとくにない。

相談の内容

- 2003年度の相談件数は596件。相談利用実人数は157人。男女比は3：7。女性は30代、50代、40代の順。男性は30代、40代で約6割を占める。男性からの相談が少なくない理由は、団体賛助会員に労働組合が多く、労組内でコミュニティカフェの相談を広報してもらっていること、マスコミに取り上げられる際に男性からの相談に触れることが多いことなど。
- 相談内容で多いのは、「自分／心」32％、「その他」27％、「親子」11％、「夫婦」9％、「自分生き方」8％、「職場・近隣」6％の順。「自分／心」とは、不安とかやる気がでない、うつ的であるなど、自分の心の問題をさす。「自分生き方」は転職や適職等仕事に関連する問題を含む。DVは「夫婦」に含まれる。
- ここ10年の相談内容の変化としては、女性では、仕事に関しての問題が増えた。以前は、「夫とのコミュニケーション」「中高年離婚」「家庭内別居」等夫婦に関する問題が多かった。現在では50代の女性の相談では「引きこもりの子どもの問題」「介護すべき親との葛藤」「続けてきた仕事に関する問題」などが多い。
- 「監視されている」「盗聴されている」という不安を訴える女性があらゆる世代で出てきた。高度情報社会でのこうした恐怖は当然で、医者に行けば被害妄想と片づけられ薬漬けにされる。政治的・社会的意味を考えることである程度自衛手段を持つことができるのではないかと思う。病理化・臨床心理化しないスタンスで相談を受ける。内省型・問題発見型、あえて言えば一緒に世界を認識していく相談をめざしている。
- 男性相談の内容としては、同性愛者からの相談もあり、男性もジェンダーとの葛藤がテーマになることが多い。

3. 女性のメンタルヘルス支援システムに関する文献資料

河野貴代美　榊原佐知子　井上直美

　文献の収集は、国立国会図書館蔵書検索の雑誌記事索引（NDL-OPAC）、横浜市女性協会情報ライブラリ資料検索、東京ウィメンズプラザ図書資料検索、国立女性教育会館女性情報データベース（女性情報CASS）などを用いて、過去10年間に学術雑誌、大学・研究機関の紀要に掲載された論文を中心に行った。使用したキーワードは「女性センター」、「婦人相談」、「女性相談」、「女性心理」などである。

　　注）日本語文献・英語文献を問わず、並べ方はアルファベット順とした。

(1) 女性センターなどの女性関連施設に関する文献

藤原千賀　1999「女性の市民活動と女性センター（第1報）公設女性センターを考える」『武蔵野女子大学紀要』34(2). 武蔵野女子大学紀要編集委員会

藤原千賀　2000「女性の市民活動と女性センター（第2報）女性センターと学習・研修事業」『武蔵野女子大学短期大学部紀要』1. 武蔵野女子大学紀要編集委員会

藤原千賀　2002「女性センターの日米加比較」『武蔵野女子大学現代社会学部紀要』3. 武蔵野女子大学現代社会学部紀要編集委員会

藤原房子　1997「女性のエンパワーメントと女性会館・女性センター――役割と今後のあり方」（特集　21世紀の女性センターを目指して）『婦人教育情報』34. 国立婦人教育会館

福岡県女性財団　2000『あすばる相談室3年間の相談支援事業のまとめ？：相談室から見えてくるもの』福岡県女性財団

福岡市女性センター　1994『アミカス相談室：心と生きかた：まとめ』福岡市女性センター

グループみこし 1994『フォーラム女性政策報告書：政策・講座・女性センターの近未来を探る』グループみこし
長谷川七重　2000「女性センター相談室の役割と援助方法の独自性を求めて」『女性ライフサイクル研究』10. 女性ライフサイクル研究所
ジェンダーとケア研究会　1999『女性センターの未来：Feminist social work の可能性』ジェンダーとケア研究会
女性のライフコース研究会　1999『女性のライフコースにおける女性関連施設の果たす役割を探る』女性のライフコース研究会
女性のための支援策検討委員会　1997『女性のための支援策検討委員会報告書：埼玉県の女性センターのあり方について』女性のための支援策検討委員会
女性施策を考える会　1997「市民の目から女性センターを検証」（特集　公共施設・再考）『地方自治職員研修』30(9). 公職研
女性施策を考える会　1997『都内女性センター情報 '96』女性施策を考える会
女性センターを育てる会記録誌編集委員会　2000『ソーレへの階段：「女性センターを育てる会」活動記録』女性センターを育てる会
神奈川県横浜市婦人会館　1998『横浜市婦人会館20年のあゆみ：横浜市婦人会館20周年記念誌』神奈川県横浜市婦人会館
神奈川県横浜市婦人会館　2000『であい・ふれあい・活動のために』神奈川県横浜市女性協会、神奈川県横浜市婦人会館
岸信子　1998「社会資源シリーズ―8―婦人相談所（女性相談センター）」『更生保護』49(10). 日本更生保護協会
国立婦人教育会館　1995『婦人教育会館等が主催する婦人教育事業と予算（資料）』国立婦人教育会館
国立婦人教育会館　1997『目で見る20年のあゆみ：開館20周年記念誌』国立婦人教育会館
厚生省労働省雇用均等・児童家庭局課程福祉課　2001『婦人相談所及び婦人相談員への相談形態別実人員の状況』厚生労働省雇用均等・児童家庭局家庭福祉課
織田由紀子　1997「「行動綱領」の実現に向けての女性センターの役割」『アジア女性研究』6. アジア女性交流・研究フォーラム
大阪府男女共同参画社会づくり財団　1999『女性のための相談ハンドブック』Down Hand Book 1
大阪府立婦人会館　2001『大阪府立婦人会館38年のあゆみ』大阪府立婦人会館
らぷらすウィメンズネットワーク　1999『シンポジウム「女性センターで学んで」報告』らぷらすウィメンズネットワーク
埼玉の女性政策をすすめるネットワーク　1996『こんな女性センターがほしい：女性行政の総合化と女性問題解決のために：提言』埼玉の女性政策をすすめるネットワーク
桜井陽子　1995「「女性センター」の新しい流れ：フォーラムよこはま」『月刊オ

ルタ』210. アジア太平洋資料センタ
桜井陽子　2004「女性センターNOW(1)；横浜女性フォーラム：厳しい時代になった！」『女性情報』214. パド・ウィメンズ・オフィス
桜井陽子　2004「男女共同参画推進の拠点施設としての女性センター」(特集　男女共同参画社会と自治体)『都市問題』95(2). 東京市政調査会
佐藤慶子　1999「地域における女性センターの意義と役割」『山形大学紀要（教育科学）』12(2). 山形大学
東京女性財団　東京ウィメンズプラザ相談室　2001『自分らしく生きるためにV：女性センターの相談事業を考える』東京都女性財団
戸谷久子　2003「婦人相談所から女性サポートセンターへ─DV被害者支援の取り組み」(特集DV対策をめぐる現状と課題)『月刊福祉』86(8). 全国社会福祉協議会
和歌山県田辺市企画部人権推進課男女共同参画推進室、田辺女性センター WISH 2002『田辺女性センター：5年間のあゆみ』和歌山県田辺市企画部人権推進課男女共同参画推進室、田辺女性センター WISH
米田禮子　1996「ジェンダーセンシティブな女性センターを：グループみこしの研究から」『月刊自治研』38(9). 自治研中央推進委員会事務局
財団法人とちぎ女性センター　2001『男女共同参画社会づくりを担う(財)とちぎ女性センターの役割に関する調査報告書』財団法人とちぎ女性センター
全国婦人会館協議会　1995『婦人会館分類別一覧』全国婦人会館協議会
全国婦人会館協議会　1998『フォーラム女性活動をエンパワーする：第41全国婦人会館協議会全国大会記録』全国婦人会館協議会
全国婦人会館協議会　1999『女性関連施設に関する総合調査＜学習・研修＞事業に関する調査』全国婦人会館協議会
全国婦人会館協議会2000『男女共同参画時代の女性センター：女性関連施設に関する総合調査』全国婦人会館協議会
全国女性会館協議会　2001『情報・相談事業に関する調査：女性関連施設に関する総合調査』全国女性会館協議会
全国女性会館協議会　2002『女性関連施設における相談員の研修についての調査』　全国女性会館協議会
全国女性会館協議会　2003『女性会館の現況：全国女性会館協議会　交流・研究集会』全国女性会館協議会
全国女性会館協議会　2005『転機にたつ女性関連施設：新たな連携・協働を創る』全国女性会館協議会

(2) **女性相談や女性のメンタルヘルスに関する文献（日本語）**

藤本修、荒賀文子、東牧子　1996『女性のメンタルヘルス』創元社
フェミニストカウンセリング堺　2001『私を語ることばに出会って：今を生きる女性たちの物語』新水社
フェミニストセラピィ"なかま"1999『「考えすぎる自分」をお休みしよう：あなたの魅力をとりもどすための50のレッスン』リヨン社
分部りか　1998「女性センター相談室における援助サービスの実態とその役割の可能性について」『コミュニティ心理学研究』2(1)．日本コミュニティ心理学会
原田恵理子　2003「婦人相談所はＤＶに特化しない相談施設であれ」（山川菊栄賞受賞記念シンポジウム．ＤＶ防止法見直しに向けて）『社会主義』490．社会主義協会
長谷川七重　2000「女性センター相談室の役割と援助方法の独自性を求めて」（特集　フェミニスト心理学を作る―癒しと成長のフェミニズム）（フェミニスト心理学の実践―提供する側から）『女性ライフサイクル研究』10．女性ライフサイクル研究所
兵庫県立女性センター・イーブン　2002『男女共同参画社会をめざす相談ハンドブック』兵庫県立女性センター・イーブン
井上摩耶子、松下美江子　2000『ともにつくる物語：アルコール依存症回復女性とフェミニストカウンセラーとの対話』ユック舎
伊藤真理子　1999「女性センター相談室のソーシャルワークをめざして」（特集　読者の声―21世紀に向けて）『ソーシャルワーク研究』25(3)．相川書房
川畑真理子　1997「中年期の女性：相談五年間、「悩み」から見えるもの」（特集　中年期女性へのサポートの方法と現場から）『女性ライフサイクル研究』7．女性ライフサイクル研究所
川喜田好恵　1998「女性のメンタル・ヘルス事業のとりくみ：ドーンセンター」『女性施設ジャーナル』4．学陽書房
川喜田好恵　2000「ＤＶ被害者への心理的サポートの実際」（特集：ＤＶは女性の健康問題である）『助産婦雑誌』54(7)．医学書院
河野貴代美、平木典子編　1990『現代のエスプリ』（特集：フェミニストセラピィ）278　至文堂
河野貴代美　1999『フェミニストカウンセリングの未来』（シリーズ「女性と心理」第4巻）新水社
河野貴代美、杉本貴代栄編　2001『新しいソーシャルワーク入門：ジェンダー、人権、グローバル化』学陽書房
河野 貴代美 2004『フェミニストカウンセリング　パートⅡ』新水社

松田智恵、久保由美子、平川和子　2002「女性センター相談室におけるＤＶ被害者支援へのとりくみ」『アディクションと家族』19(1)．ヘルスワーク協会
三井宏隆　2003『ボディ・セルフ・アイデンティティ・セクシュアリティの心理学─「私が変わる」「私を変える」「社会が変わる」』ナカニシヤ出版
宮地尚子　2004『トラウマとジェンダー──臨床からの声』金剛出版
内閣府男女共同参画局　2004『配偶者等からの暴力に係わる相談員等の支援者に関する実態調査』内閣府男女共同参画局推進課
岡本祐子、松下美知子編　2002『新女性のためのライフサイクル心理学』福村出版
岡本祐子　1999『女性の生涯発達とアイデンティティ：個としての発達・かかわりの中での成熟』北大路書房
大沼礼子　1997「児童虐待と女性相談機関の援助」『月刊状況と主体』257．谷沢書房
大阪市女性協会　2003『女性のメンタルヘルスを考える調査研究報告書』大阪市女性協会
小柳茂子　2002「ジェンダーの視点で女性が女性のカウンセリングを行う─「女性相談」の意義と今後の課題」『相模論叢』15．相模女子大学一般教育
坂田幸子　2003「今、改めて、行政の「女性相談」を考える」『フェミニストカウンセリング研究』2．日本フェミニストカウンセリング学会
杉本貴代栄編　1997『社会福祉のなかのジェンダー──福祉の現場のフェミニスト実践を求めて』ミネルヴァ書房
杉本貴代栄編　2004『フェミニスト福祉政策原論─社会福祉の新しい研究視角を求めて』ミネルヴァ書房
高畠克子　2004『女性が癒やすフェミニスト・セラピー』誠信書房
高石浩一　1997『母を支える娘たち- ナルシシズムとマゾヒズムの対象支配』日本評論社
山田ゆかり編　2004『女性アスリート・コーチングブック』　大月書店
安高真弓　2003「沖縄県女性相談所一時保護所を利用したＤＶケースから見えてくるもの：アビューザーの嗜癖問題」『アディクションと家族』20(2)．ヘルスワーク協会
横山博　1995『神話のなかの女たち─日本社会と女性性』人文書院
横浜市女性協会　1998「女性施設がになう相談事業とは？」『女性施設ジャーナル4』学陽書房
横浜市女性協会　2003「男女共同参画時代の女性施設の相談事業とは？」『女性施設ジャーナル8』学陽書房
横浜市女性協会　2003『相談員のための相談実践マニュアル：横浜女性フォーラムにおける男女共同参画を進める相談』横浜市女性協会/横浜女性フォーラム
全国社会福祉協議会　2003「青森県におけるＤＶ対策の体制整備と機関連携の取

り組み―青森県子ども未来課/青森県女性相談所」(特集DV対策をめぐる現状と課題)『月刊福祉』86(8). 全国社会福祉協議会

(3) 女性相談や女性のメンタルヘルスに関する文献 (英語)

American Psychiatric Association (APA) 1994 *Diagnostic and Statistical Manual of Mental Disorders (4^{th}ed.)*. Washington D.C.: A.P.A.

Ballou, M. & Brown, L. S. 2002 *Rethinking Mental Health and Disorder: Feminist Perspectives*. New York: Guilford Press.

Bem, S. 1993 *The Lenses of Gender*. New Haven: Yale University Press.

Benjamin, J. 1988 *The Bond of Love*. New York: Pantheon Books. ＝1996 寺沢みづほ訳『愛の拘束』青土社

Benokraitis, N. (Ed.) 1997 *Subtle Sexism*. Thousands Oaks, CA: Sage.

Bepko, C. 1992 *Feminism and Addiction*. New York: Haworth Press Inc. ＝ 1997 斎藤学訳『フェミニズムとアディクション:共依存セラピーを見直す』日本評論社

Brown, L.1994 *Subversive Dialogues : Theory in Feminist Therapy*. New York: Basic Books.

Chrisler, J.C. & Hemstreet (Eds.) 1995 *Variations on a Theme: Diversity and the Psychology of Women*. Albany: State University of New York Press.

Chrisler, J.C. & Rozee, P.D. (Eds.) 1995 *Lectures on the Psychology of Women*. Boston, MA: McGraw-Hill

Coyle, J.M. (Ed.) 1997 *Handbook on Women and Aging*. Westport, CT: Greenwood Press.

Crawford, M. 1995 *Talking Difference: On Gender and Language*. London, U.K.: Sage.

Crawford, M. & Unger, R. 2000 *Women and Gender : A Feminist Psychology (3^{rd}ed.)*. New York: McGraw-Hill Companies.

Crawford, M. & Unger, R. (Eds.) 1997 *In Our Own Words : Readings on the Psychology of Women and Gender*. New York: McGraw-Hill.

Diamant, L. & Lee, J.A. (Eds.) 2002 *The Psychology of Sex, Gender and Jobs: Issues and Resolutions*. Westport, CT: Preager.

Dickson A. 1985 *The Mirror Within : A New Look at Sexuality*. London, U.K.: Quartet Books Ltd. ＝ 1995 eq Press 訳『ミラーウィズイン』新水社

Duck, S. (Ed.) 1997 *Handbook of Personal Relationships: Theory, Research and Intervention (2^{nd}ed.)*. Chichester, England: Wiley.

Eichenbaum, L. & Orbach, S. 1999 *Understanding Women: A Feminist*

Psychoanalytic Approach. New York : Basic Books. ＝2002　長田妙子、長田光展訳『女性心理療法を学ぶ』新水社
Enns, C. Z. 1997 *Feminist Theories and Feminist Psychotherapies: Origins, Themes, and Variations.* Bingham N.Y.: Haworth Press Inc.
Farmer, H.S. (Ed.) 1997 *Diversity and Women's Career Development: From Adolescence to Adulthood.* Thousands Oaks, CA: Sage.
Gilbert, L. A. & Scher, M. 1998 *Gender and Sex in Counseling and Psychotherapy.* Boston : Allyn & Bacon ＝2004　河野貴代美訳『カウンセリングとジェンダー』新水社
Herman, J. 1992 *Trauma and Recovery.* New York: Basic Books. ＝1999　中井久夫訳『心的外傷と回復』みすず書房
Heatherton, T.F., Kleck, R.E., Hebel, M.L.&Hull, J.G.(Eds.) 2000 *The social Psychology of Stigma.* New York : Gilford Press.
Hill, M.& Ballou, M. B. 2005 *The Foundation and Future Of Feminist Therapy.* Bingham, New York : Haworth Press Inc.
Kaschak, E. 1992 *Engendered Lives: A New Psychology of Women's Experience.* New York : Basic Books.
Kaufman K. G. & Jasinski, J.L. (Eds.) 1997 *Out of Darkness : Contemporary Perspectives on Family Violence.* Thousands Oaks, CA : Sage.
Kesseler, S.J. 1998 *Lessons from the Intersexed.* New Brunswick, NJ : Rutgers University Press.
Kimball, M.M. 1995 *Feminist Vision of Gender Similarities and Differences.* New York: Harrington Park.
Kirsch, I. (Ed.) 1999 *How Experiences Shape Experience.* Washington D.C.: A.P.A.
Kofman,S. 1985 *The Enigma of Woman : Woman in Freud's Writings.* Ithaca, N.Y.: Cornell University Press. ＝2000　鈴木晶訳『女の謎：フロイトの女性論』せりか書房
Lachman, M.(Ed.) 2001 *Handbook of Midlife Development.* New York.: Wiley.
Landrine, H. (Ed.) 1995 *Bringing Cultural Diversity to Feminist Psychology.* Washington D.C.: A.P.A.
Lee, S. 1997 *Ruling Passion : Sexual Violence, Reputation and the Law.* Buckingham, U.K. :Open University Press.
Lerner, H.G. 1989 *The Dance of Intimacy.* New York: Harpercollins. ＝1994　中釜洋子訳『親密さのダンス：身近な人間関係を変える』誠信書房
Maccoby, E.E. 1998 *The Two Sexes : Growing Up Apart, Coming Together.* Cambridge, MA : Belknap Press of Harvard University Press.
McLeod, E. 1994 *Women's Experience of Feminist Therapy and Counseling.*

Buckingham, U.K.: Open University Press.
Miller, J.B. & Striver, I. (Eds.) 1997 *The Healing Connection.* Boston : Beacon Press.
Pared, H.J & Parad, L.G. (Eds.) *Crisis Intervention Book 2-The Practitionaer's Sourcebook for Breif Therapy.* Ontario : Canada. Manticore Publishers ＝2003 河野貴代美訳『心的外傷の危機介入：短期療法による実践』金剛出版
Qualls-Corbett, N. & McMackin, L. 2002 *Awaking Women: Dream and Individuation.* Tronto, Ont.: Inner City Books. ＝2003 山愛美、岸本寛史訳『「女性」の目覚め：内なる言葉が語るとき』新曜社
Ripa, Y. 1986 *Women and Madness : The Incarceration of Women in Nineteenth-Century France (Feminist Perspectives).* Minneapolis, MN : University of Minnesota Press. ＝1993 和田ゆりえ、谷川多佳子訳『女性と狂気：19世紀フランスの逸脱者たち』平凡社
Risman, B.J. 1998 *Gender Vertigo.* New Haven, CT: Yale University Press.
Rosewater, L. & Walker, L. 1985 *Handbook of Feminist Therapy : Women's Issues in Psychotherapy.* New York : Springer. ＝1994 河野貴代美、井上摩耶子訳『フェミニスト心理療法ハンドブック―女性臨床心理の理論と実践』ヒューマンリーグ
Scranton, P. (Ed.) 2001 *Beauty and Business: Commerce, Gender and Culture in Modern America.* New York : Routledge.
Shields, S.A. 2002 *Speaking from the Heart : Gender and the Social Meaning of Emotion.* Cambridge, UK : Cambridge University Press.
Stanm, B.H. 1996 *Secondary Traumatic Stress : Self-care issues for Clinicians, Researchers, and Educators.* Lutherville, MD: Sidran Press. ＝2003 小西聖子、金田ユリ子訳『二次的外傷性ストレス―臨床家、研究者、教育者のためのセルフケアの問題』誠信書房
Steil, L.M. 1997 *Marital Equality: Its Relationship to the Well-being of Husbands and Wives.* Thousands Oaks, CA: Sage.
Tong, R.P. 1998 *Feminist Thought (2^{nd}ed.).* Boulder, CO: Westview.
Travis, C.B. & White, J.W. (Eds.) 2000 *Sexuality, Society and Feminism: Psychological Perspectives on Women.* Washington D.C.: APA.
Unger R. K.(Ed.) 2001 *Handbook of the Psychology of Women and Gender.* New York: John Wiley & Sons Inc. ＝2004 日本心理学会ジェンダー研究会監訳『女性とジェンダーの心理学ハンドブック』北大路書房
Unger, R.H. 1998 *Resisting Gender: Twenty Five Years of Feminist Psychology.* London : Sage.
Valian, V. 1998 *Why So Slow? The Advancement of Women.* Cambridge, MA:

MIT Press.
Weitz, R. (Ed.) 1998 *The Politics of Women's Bodies: Sexuality, Appearance and Behavior.* New York: Oxford University Press.
Wilkinson, S. (Ed.) 1996 *Feminist Social Psychology: International Perspectives.* Milton Keynes : Open University Press.
Wolf, N. 1997 *Misconceptions: Truth, Lies and the Unexpected on the Journey to Motherhood.* New York : Doubleday.
Wood, J.T. (Ed.) 1996 *Gendered Relationships.* Mountain View, CA: Mayfield.
Woodward, K. (Ed.) 1999 *Figuring Age : Women, Bodies, Generation.* Bloomington, IN: University of Indiana Press.
Worell, J. (Ed.) 2001 *Encyclopedia of Women and Gender:Sex Similarities and Differences and the Impact of Society on Gender.* San Diego, CA: Academic Press.
Worell, J.& Remer, P.(Eds.) 2002 *Feminist Perspectives in Therapy : An Empowerment Model for Women.* Chichester, NY : John Wiley & Sons Inc.
Worell, J. & Johnson, N.G. (Eds.) 1997 *Shaping the Future of Feminist Psychology: Education, Research and Practice.* Washington D.C.: A.P.A.

(4) 女性に関する学術雑誌（日本語）

お茶の水女子大学ジェンダー研究センター『ジェンダー研究：お茶の水女子大学ジェンダー研究センター年報』
大阪女子大学女性学研究資料室『女性学研究：大阪女子大学女性学研究資料室論集』
国立女性教育会館『国立女性教育会館研究紀要』
日本女性学会学会誌『女性学：日本女性学会学会誌』
婦人労働研究会『女性労働』
市川房枝記念会出版部『女性展望』
日本フェミニストカウンセリング学会『フェミニストカウンセリング研究』
横浜市女性協会『女性施設ジャーナル』学陽書房
女性労働問題研究会『女性労働研究』
日米女性情報センター『日米女性ジャーナル』
国際女性の地位協会『国際女性』
女性学研究会『女性学研究』
日本女性学会『女性学』

(5) 女性心理に関する学術雑誌（英語）

『Child Abuse and Neglect』 Pergamon
『Feminism & Psychology』 Sage Publication
『Feminist Psychologist』 A.P.A. Division 35
『Journal of Family Violence』 Plenum Press
『Journal of Family Issues』 Sage Publication
『Journal of feminist family therapy』 Haworth Press
『Journal of Interpersonal Violence』 Sage Publication
『Psychology of Women Quarterly』 Human Sciences Press
『Sex roles: a journal of research』 Plenum Publishing
『Violence against women』 Sage Periodicals Press
『Violence and Victims』 Springer Publishing
『Women & Therapy』 Haworth Press

あ と が き

　本研究の意図や内容は、本文にも述べたとおりですが、この研究に携わった研究員全員が、女性のメンタルヘルス領域を各自の専門・実践領域にしているわけではありません。にもかかわらず、なかなか壮大な意欲と構想のもとに、この研究を進めることができたと言えるでしょう。

　女性のメンタルヘルス領域に対する各メンバーの専門領域はさまざまで、関わり方も直接・間接ですが、全員が女性の視点で、女性に関する諸現象を考察するパースペクティブを持ってやってきたのは言うまでもありません。そして、女性のメンタルヘルスに直接の関わりを持たないメンバーの関与が、この研究における非医療機関の役割を考察するにあたって、より広く深いパースペクティブを提供してくれたことは、願ってもない幸いでした。

　この2年余、それぞれフルタイムの仕事を持ちながらの参加は、時間的にもエネルギー的にもなかなか過酷な作業の連続でした。けれども研究プロジェクトの最後に、このような報告書を書籍として世に問うことができたのは、ひとえにメンバー一人ひとりが抱いている女性のメンタルヘルスへの関心・興味のゆえであったように思います。一人の女性として、この煩雑でスピーディな現代社会に生きているかぎり、起こりうる心理的困難さから完全に無縁であると、いったい誰が言えるでしょうか。

　女性センター等は、これから指定管理者制度に向かおうとしています。また、女性相談所の相談件数は増え、「ＤＶ防止法」の不備は幾重にも指摘されているところです。ＮＰＯ法人会員の志は意気軒昂なものの、絶えず資金難にあえいでいます。フェミニストカウンセリングの開業ルームに関して言えば、独自な理論と実践方法の展開に、今こそあらたに取り組まなければならないように見受けられます。

　こう書くと、なにやら今日の日本でわたしたちが抱えているさまざまな困難の縮図を描いているような気分になりますが、時代の「動き」から自由で

あることが不可能な以上、何をどのように析出し、それらをどう止揚し、発展させればよいのでしょうか。私たちの意図や良し、としましょう。ただそれが充分な成果を得て、それぞれの実践分野にどのような貢献をもたらすか否かについては、ご協力くださった方々や、本書をお読み下さった方々の感想を待つしかありません。メンバー一同、忌憚のないご意見、ご感想を切望しております。

＊　　　＊　　　＊

　本研究のアンケート調査や聞き取り調査において、時間やエネルギーを割いてくださった諸機関・諸施設のみなさまに、何よりもまず心からお礼を申し上げます。

　本書は、さらに、研究途中の成果発表の講演会にご出席いただき、また成果結果である本書の刊行をお待ちくださった読者のみなさまのものでもあります。これから本書を手に取り、読んでいただく方々にも、お礼を申し上げます。そして、ジェンダー研究の一環として、この研究を可能にしてくれたお茶の水女子大学・ジェンダー研究センターにも、深く感謝いたします。

　最後になったものの、採算面を度外視して、本書の刊行を決断し尽力していただいた「冬芽工房」の星野智恵子さんにも、心からなるお礼を申し上げなければなりません。感謝が最後になったとはいえ、どうぞ等分の謝意を受け取っていただけますように。

　2005年5月

女性のメンタルヘルス研究プロジェクト代表
河野　貴代美

■執筆者紹介 (執筆順)

河野貴代美（かわの・きよみ）──── 執筆分担●各章はじめに、序章、第1章第1節、第3章第1節
　　　　　　　　　　　　　　　　　　　　　　　資料編文献リスト、あとがき
現職等：女性のメンタルヘルス研究プロジェクト代表。お茶の水女子大学ジェンダー研究センター
　　　　教授（05. 3. 31まで）、同大学開発途上国女子教育協力センター客員教授（05. 4. 1から）
　　　　フェミニズムと臨床心理をドッキングしたフェミニストカウンセリングを日本に持ち込み、
　　　　その理論と実践の第一人者として活躍。
専門：フェミニストカウンセリング、ジェンダー論
主著：『フェミニストカウンセリング　パートⅡ』（編著）新水社、『カウンセリングとジェンダー』
　　　（訳書）新水社、『"ポスト"フェミニズム入門』（共訳）作品社

大野　曜（おおの・てるこ）──────────────── 執筆分担●第1章第2節
現職：(財)日本女性学習財団　理事長
専門：女性教育、女性関連施設
主著：『女性の生涯学習に関する日韓比較研究報告書』（共著）、(独)国立女性教育会館『女性の生
　　　涯学習とエンパワーメント』ともに(独)国立女性教育会館刊。

川喜田好恵（かわきた・よしえ）───────────── 執筆分担●第1章第3節
現職：大阪府立女性総合センター　コーディネーター
専門：フェミニストカウンセリング、臨床心理学、ジェンダー論
主著：『自分で出来るカウンセリング～女性のためのメンタルトレーニング』創元社、『ドメス
　　　ティック・バイオレンスへの視点』（共著）朱鷺書房、『フェミニスト・カウンセリングの未
　　　来』（共著）新水社

小柳茂子（おやなぎ・しげこ）─────────────── 執筆分担●第1章第4節
現職：相模女子大学　助教授、フェミニストセラピィ"なかま"
専門：フェミニストカウンセリング，臨床心理学
主著：『フェミニストカウンセリング』新水社、『「夫から妻へのネグレクト」に見る心理的ダメー
　　　ジ』金子書房、『フェミニストカウンセリング技法としてのアサーティブネス・トレーニン
　　　グ』新水社（いずれも共著）

遠藤みち恵（えんどう・みちえ）──────執筆分担●第2章第1節・第2節・第3節
現職：フェミニストセラピィ"なかま"、臨床心理士
専門：フェミニストカウンセリング
主著：『フェミニストカウンセリング　パートⅡ』（共著）新水社
主論文：「中年期健常者の親の死の受容と悲嘆のプロセス」（『心理臨床学研究』19巻6号、2002）、「アドヴォカシイにおいてフェミニストカウンセラーに期待されること」（『フェミニストカウンセリング研究』vol.3, 2004）

井上直美（いのうえ・なおみ）──────執筆分担●第2章第4節・第5節、資料編文献リスト
現職：フェミニストカウンセリング東京、お茶の水女子大学大学院　博士前期課程
専門：発達臨床心理学、被害者学、ドイツ思想史

榊原佐和子（さかきばら・さわこ）──────執筆分担●第2章第6節・資料編文献リスト
現職：フェミニストカウンセリング東京、心理カウンセラー
専門：コミュニティ心理学、DV被害者への支援、産業分野でのカウンセリング

桜井陽子（さくらい・ようこ）──────執筆分担●第3章第2節
現職：(財)横浜市女性協会　事業本部長
専門：女性政策、女性関連施設、NPO等市民協働
主著：『社会福祉のなかのジェンダー』ミネルヴァ書房、『21世紀の地方自治戦略・男女協働社会の創造』ぎょうせい、『NPO基礎講座・市民活動の現在』ぎょうせい（いずれも共著）

竹村和子（たけむら・かずこ）──────執筆分担●第3章第3節
現職：お茶の水女子大学大学院人間文化研究科　教授
専門：批評理論、フェミニズム研究、英語圏文学
主著：単著『愛について』岩波書店、『フェミニズム』岩波書店、単編著『"ポスト"フェミニズム』作品社、単訳ジュディス・バトラー『ジェンダー・トラブル』青土社、トリン・T・ミンハ『女性・ネイティヴ・他者』岩波書店

女性のメンタルヘルスの地平
新たな支援システムとジェンダー心理学

2005年6月25日　初版発行

編著者　河野貴代美（かわの・きよみ）
　　　　Ⓒ Kiyomi Kawano 2005. Printed in Japan.
発行者　大江正章
発行所　コモンズ
　　　　東京都新宿区下落合1-5-10-1002　〒161-0033
　　　　Tel 03-5386-6972　Fax 03-5386-6945
　　　　郵便振替 00110-5-400120
　　　　info@commonsonline.co.jp
　　　　http://www.commonsonline.co.jp/
編　集　冬芽工房　星野智恵子
　　　　Tel/Fax 047-353-7762
印刷・東光整版印刷　製本・東京美術紙工
ISBN4-86187-007-0 C1011
乱丁・落丁本はお取替えいたします。